W0266295

Klevers Kompass

Kalorien & Fette

KATRIN KLEVER
JOHANNA DRIES

Ein Wort zuvor

GESUND UND SCHLANK BLEIBEN! Mit dem **Kompass Kalorien & Fette** ist es kein Problem, Kalorien zu sparen und schlank zu bleiben. Auf einen Blick erfahren Sie, welche Lebensmittel »Kalorienbomben« sind und welche sehr viel Fett enthalten. Im **Kompass Kalorien & Fette** sind mehr als 4000 Lebensmittel übersichtlich gegliedert aufgelistet. Das umfassende Nachschlagewerk ist mit mehr als drei Millionen verkauften Exemplaren ein Bestseller, der auch Ihnen helfen wird, gezielt Kalorien bzw. Fette einzusparen.

PRAKTISCH UND KOMPAKT! Kalorienbewusstsein beginnt schon beim Einkauf. Also nehmen Sie den Kompass einfach mit, wenn Sie Lebensmittel einkaufen. Oder hätten Sie gewusst, dass zum Beispiel Sahnequark mehr als doppelt so viele Kalorien und einen fast 40-mal höheren Fettgehalt hat als Magerquark? Auch beim Kochen und Zubereiten von Gerichten lässt sich eine Menge Fett einsparen. Ein Beispiel: Der Esslöffel Öl für die Salatsauce hat mehr Kalorien als die ganze Schüssel Blattsalat. Deshalb lautet die Devise: Kalorien- und fettreiche Lebensmittel sofort erkennen, egal ob beim Einkaufen, im Restaurant oder zu Hause!

INFORMATIV UND AKTUELL! Wie viele Kalorien brauche ich am Tag? Wie viel Energie wird beim Sport verbrannt? Was ist eine vernünftige, gesunde Ernährung? Welches ist mein optimales Gewicht? Die Antworten liefern Ihnen die einleitenden Kapitel. Dort finden Sie Ernährungstipps, die auf dem aktuellen Stand der Wissenschaft sind.

Katrin Klever und Johanna Dries

So helfen Ihnen die Tabellen

In dieser Ausgabe finden Sie die aktuellsten Kalorien- und Fettwerte ausgewählter Nahrungsmittel und Getränke.

Die Tabellen umfassen:
- Grundnahrungsmittel
- Light-Produkte
- Bio-Produkte
- exotische Früchte und Gemüse
- Tiefkühl-/Fertiggerichte
- alkoholische und alkoholfreie Getränke

Die insgesamt über 8000 Kalorien- und Fettwerte sind in **zwei großen Tabellen** zusammengestellt:
- Nahrungsmittel und Getränke von A bis Z (Seite 22–113)
- Essen außer Haus (Seite 114–126)

TIPP

In anderen Kalorien- und Fetttabellen werden Sie vielleicht abweichende Werte finden. Das kann an unterschiedlichen Untersuchungsmethoden oder leicht abweichenden Rezepturen, beispielsweise für Fertigprodukte, liegen. Kein Problem, denn groß sind die Unterschiede kaum. Aber verwenden Sie möglichst nur eine Tabelle.

So finden Sie sich in den Tabellen zurecht

Um Ihnen den Umgang mit den Tabellen zu erleichtern, sind alle Begriffe alphabetisch geordnet beziehungsweise in Sachgruppen eingeteilt.

Manche Produkte der Lebensmittelindustrie wie Hanuta, Gustin und Obstgarten sind unter der jeweiligen Produktbezeichnung zu finden.
Falls Sie das eine oder andere Nahrungsmittel nicht finden, können Sie den Wert vergleichbarer Lebensmittel oder Gerichte einsetzen.

BEISPIEL BONBONS

Der Energiewert von Bonbons entspricht dem von Zucker. Rechnen Sie einfach auf die gewünschte Menge um. Zucker enthält 400 kcal pro 100 Gramm. Ein Bonbon von 5 Gramm dementsprechend 20 kcal.

Gibt es mehrere ähnliche Produkte, sind bei Kalorien und Fett Durchschnittswerte (i. D.) angegeben.
Finden Sie innerhalb der Spalte »Fett (g)« keinen konkreten Wert, sondern ein »+«, so bedeutet dies, dass Fett in diesem Nahrungsmittel und bei der angegebenen Portionsgröße nur in Spuren vorhanden ist.

Wenn es zwischen dem **Kompass Kalorien & Fette** und anderen Nährwerttabellen bei einigen Produkten zu Zahlenschwankungen kommt (siehe Seite 4), kann dies an der unterschiedlichen Herkunft der Nahrungsmittel liegen.
In der Tabelle sind auch Bezeichnungen für Lebensmittel enthalten, die in Österreich und der Schweiz gebräuchlich sind oder sich in den deutschen Landstrichen unterscheiden. So finden Sie in der Tabelle sowohl die Bezeichnung Tomaten als auch Paradeiser. Wenn nicht anders angegeben, beziehen sich die Werte bei Tiefkühl- und Fertiggerichten auf das nicht zubereitete Produkt.

INFO

Wenn von Kalorien die Rede ist, sind immer Kilokalorien (kcal) gemeint. So ist der allgemeine Sprachgebrauch.

Mit diesen Mengen und Portionen können Sie rechnen

Für jedes Lebensmittel und jedes Getränk sind exakte Mengen ausgewiesen; nur so ist eine genaue Kalorien- und Fettberechnung möglich.

INFO

Sind keine Mengen angegeben, beziehen sich die Werte auf 100 Gramm essbaren Anteil des Lebensmittels. Das bedeutet bei Gemüse geputzt, bei Fleisch ohne Knochen, bei Fisch ohne Gräten.

Um Ihnen umständliches Rechnen zu ersparen, sind bei einigen Zutaten wie Öl, Fett, Soßen und Marmelade Angaben für Teelöffel und Esslöffel sowie bei einigen Lebensmitteln, zum Beispiel Brot, Wurstwaren und Schokolade, Angaben für Scheibe oder Stück gemacht.

TIPP

Eine Übersicht der gebräuchlichsten Maße und der verwendeten Abkürzungen finden Sie auf einen Blick auf Seite 21.

Bei **Getränken** sind übliche Trinkmengen in Litern, Zentilitern oder Millilitern angegeben. Der eine oder andere Cocktail oder Likör enthält auch Fett. Falls keine genauen Werte vorliegen, finden Sie an der betreffenden Stelle ein »*« – orientieren Sie sich dann am Kaloriengehalt.
Bei allen **Tiefkühlgerichten (TK)** mit der Packungsangabe »2 bis 3 Portionen« sind zwei Portionen berechnet worden, weil das realistischer ist. Häufig finden Sie auch die Angabe in Gramm.

Bei **Kuchenmehlen** und fertigen **Backmischungen** (**BM**) ist immer der nach Anweisung zubereitete Kuchen berechnet, entweder pro Stück oder 100 g.
Bei **Desserts** (Puddings, Cremes, Götterspeisen und ähnlichen Produkten) bezieht sich die Nährwertangabe auf den Packungsinhalt, geteilt durch die auf der Packung angegebene Anzahl der Portionen.

Wie viele Kalorien brauchen Sie täglich?

Jeder Mensch braucht Energie zum Leben – ob zum Atmen, zum Laufen oder zum Arbeiten. Unsere Nahrung dient dabei als Energielieferant. Der Stoffwechsel unseres Körpers kann aus den einzelnen Bestandteilen der Nahrung wie in einem kleinen Kraftwerk Energie gewinnen und beispielsweise in Wärme umwandeln, damit unsere Körpertemperatur konstant bei 37 °C liegt. Außerdem liefert die Nahrung den nötigen »Brennstoff« für unsere Nervenzellen, damit diese einwandfrei funktionieren.

WAS IST EINE KALORIE?

Wie viel Energie (Brennwert) in einem Nahrungsmittel steckt, kann gemessen und berechnet werden. Die Maßeinheit dafür ist die **Kilokalorie** (kcal) bzw. das **Kilojoule** (kJ). 1 kcal entspricht der Energiemenge, die nötig ist, um 1 Liter Wasser um 1 °C zu erwärmen. Da meist mit Kalorien gerechnet wird, wurde in den Tabellen auf Jouleangaben verzichtet. Wer dennoch die Kilojoule bestimmen möchte, multipliziert einfach die Kilokalorien-Angabe mit 4,184. Vereinfacht gilt: 1 kcal = 4 kJ.

Die wichtigsten Energielieferanten

Die drei Grundnährstoffe Kohlenhydrate, Eiweiß (auch Proteine genannt) und Fett haben im Körper unterschiedliche Funktionen. **Kohlenhydrate** liefern schnell verfügbare Energie. Es gibt zwei Formen: Einfachzucker und Mehrfachzucker. Einfachzucker, wie der klassische Haushaltszucker, wird sehr schnell aufgenommen. Die Stärke (Mehrfachzucker), zum Beispiel in Vollkornprodukten enthalten, gelangt langsamer ins Blut und liefert meist zusätzlich wertvolle Ballaststoffe. **Eiweiß** besteht aus 20 Aminosäuren, von denen acht lebensnotwendig sind. Diese müssen mit der Nahrung zugeführt werden, da sie vom Körper nicht aufgebaut werden können. **Fett** ist notwendig für die Aufnahme der fettlöslichen Vitamine A, D, E und K und versorgt den Körper mit den unentbehrlichen einfach und mehrfach ungesättigten Fettsäuren. Werden die Grundnährstoffe im Stoffwechsel verbrannt, liefern sie unterschiedliche Mengen an Energie (Brennwert). Die folgende Tabelle zeigt, welche Funktionen die Grundnährstoffe hauptsächlich im Körper erfüllen und wie viele Kalorien pro Gramm enthalten sind.

Nährstoff	Wichtigste Funktionen im Körper	Energie pro Gramm
Kohlenhydrate	Energielieferant	4 kcal
Eiweiß (Proteine)	Grundbaustein für Zellen von Muskeln, Sehnen, Knorpeln, Hormonen und Enzymen	4 kcal
Fett	Energielieferant und -speicher; Körperbaustoff; Wärmeisolator; Träger fettlöslicher Vitamine; Ausgangssubstanz weiterer biologischer Verbindungen	9 kcal

Warum machen zu viele Kalorien dick?

Unser Körper kann überflüssige Energie nicht einfach wieder ausscheiden wie etwa Wasser. Essen wir also mehr, als wir für Atmung, Muskelbewegungen oder Zellbaustoffe benötigen, wandelt unser Körper dieses Zuviel in Körperfett um. Diese Fettpölsterchen sind von der Natur als Energiespeicher für Notzeiten eingerichtet worden. Doch bei unserer heutigen Lebensweise machen uns zu viele Kalorien dick und auf lange Sicht auch krank.

WICHTIG

Fett sinnvoll sparen lohnt sich! Entscheidend für die Entstehung von Übergewicht ist die Gesamtmenge der aufgenommenen Nahrungsenergie – also Kohlenhydrate, Eiweiß und Fett zusammen. Da der Brennwert von Fett mit 9 kcal pro Gramm mehr als doppelt so hoch ist wie der von Kohlenhydraten oder Eiweiß (4 kcal), können durch die Reduzierung des Fettanteils die meisten Kalorien eingespart werden.

Vorsicht Alkohol: Zu viel Alkohol ist nicht nur ungesund, er ist auch verantwortlich für so manchen »Bierbauch«. Der Grund: Mit rund 7 kcal pro Gramm hat Alkohol mehr Energie als Kohlenhydrate oder Eiweiß.

Der tägliche Energiebedarf

Der tägliche Kalorien- beziehungsweise Energiebedarf eines Menschen setzt sich aus Grundumsatz, Arbeitsumsatz und der erhöhten Wärmeproduktion im Körper nach der Verdauung bestimmter Lebensmittel zusammen.

1. Der Ruheenergieverbrauch ist die Energiemenge, mit der das Leben in geistiger und körperlicher Ruhestellung erhalten wird. Die Energie, die wir für Verdauung, Transport und

Speicherung der Nährstoffe benötigen, ist teilweise darin berücksichtigt. Der Ruhenergieverbrauch ist abhängig von Alter, Geschlecht, Gewicht, Gesundheitszustand, Umgebungstemperatur und der Körperzusammensetzung, insbesondere dem Anteil des Fettgewebes an der Körpermasse. Männer haben weniger Fettgewebe und mehr Muskelmasse als Frauen und damit einen höheren Ruheenergieverbrauch. Während der Schwangerschaft und Stillzeit sowie in Wachstumsphasen von Säuglingen, Kindern und Jugendlichen ist der Ruheenergieverbrauch erhöht. Im Laufe des Lebens verringert er sich. Ältere Menschen haben aus diesem Grund einen geringeren Ruheenergieverbrauch als jüngere.

Der Ruheenergieverbrauch lässt sich mit diesen Formeln berechnen:

Frauen: (0,047 × Gewicht in kg – 0,01452 × Alter in Jahren + 3,21) × 239

Männer: (0,047 × Gewicht in kg + 1,009 – 0,01452 × Alter in Jahren + 3,21) × 239

BEISPIELE FÜR DEN RUHEENERGIEVERBRAUCH

Frau, 20 Jahre alt, 60 kg schwer:	1372 kcal/Tag
Frau, 65 Jahre alt, 60 kg schwer:	1216 kcal/Tag
Mann, 20 Jahre alt, 74 kg schwer:	1770 kcal/Tag
Mann, 65 Jahre alt, 74 kg schwer:	1614 kcal/Tag

2. Der **Arbeitsumsatz** ist die Energiemenge, die der Körper für jede Form von Betätigung braucht. Wer im Beruf oder in der Freizeit körperlich aktiv ist, also seine Muskeln einsetzt, hat einen höheren Arbeitsumsatz als jemand, der tagsüber am Schreibtisch sitzt und es sich abends vor dem Fernseher gemütlich macht. Die Zusammenstellung auf Seite 13/14 zeigt Ihnen, wie viel zusätzliche Energie Sie für bestimmte Tätigkeiten aufbringen müssen.

Ruheenergieverbrauch und Arbeitsumsatz zusammen ergeben den persönlichen Gesamtenergiebedarf. Wie hoch dieser im Einzelfall ist, hängt vor allem von der körperlichen Aktivität (dem Arbeitsumsatz) ab. Wie viel Energie sollte man am Tag zu sich nehmen? Die Tabelle auf Seite 12 zeigt Ihnen die Richtwerte – je nach der durchschnittlichen körperlichen Aktivität in verschiedenen Berufen.

WICHTIG

Diese Werte gelten für Personen mit einem normalen Gewicht (siehe BMI Seite 15). Bei Über- oder Untergewicht sollte man entsprechend weniger oder mehr Energie zu sich nehmen. Durch regelmäßiges Wiegen kann hier der tatsächliche, genaue Energiebedarf festgestellt werden.

Richtwerte für die durchschnittliche Energiezufuhr

Für männliche (m) und weibliche (w) Personen mit Normalgewicht und entsprechender körperlicher Aktivität gelten die Richtwerte, die in der Tabelle auf der folgenden Seite zusammengefasst sind. Dabei wird unterschieden nach der überwiegenden Tätigkeit im Berufsalltag und in der Freizeit, da diese Einfluss auf den Energiebedarf hat.

Sportler und körperlich schwer Arbeitende brauchen mehr Energie

Wer vier- oder fünfmal pro Woche 30 bis 60 Minuten Sport macht, darf je nach Alter und Geschlecht täglich 350 bis 550 kcal mehr aufnehmen. Bei weniger Sport ist ein Plus an Energie meist nicht notwendig.
Ein Mann mit einem körperlich anstrengenden Beruf benötigt etwa 3500 kcal am Tag, würde er dagegen nur am Computer sitzen, reichten ungefähr 2400 kcal.

Altersgruppe	kcal/Tag		kJ/Tag	
	m	w	m	w
Säuglinge und Kinder mit mittlerer körperlicher Aktivität				
Säuglinge				
0–3 Monate	550	500	2300	2100
4–12 Monate	700	600	3000	2500
Kinder				
1–3 Jahre	1300	1200	5500	5000
4–6 Jahre	1600	1500	6700	6300
7–9 Jahre	1900	1800	7900	7500
10–12 Jahre	2200	2000	9200	8400
13–14 Jahre	2600	2200	10800	9200
Jugendliche und Erwachsene mit sitzender Arbeit (Büroangestellte, Feinmechaniker) und wenig oder keiner anstrengenden Freizeitaktivität				
15–18 Jahre	2600	2000	10800	8400
19–24 Jahre	2400	1900	10000	7900
25–50 Jahre	2300	1800	9600	7500
51–64 Jahre	2200	1700	9200	7100
65 Jahre und älter	2100	1700	8800	7100
Jugendliche und Erwachsene mit überwiegend gehender und stehender Arbeit (Verkäufer, Handwerker, Hausfrauen, Kellner)				
15–18 Jahre	3400	2600	14200	10800
19–24 Jahre	3100	2500	13000	10500
25–50 Jahre	3000	2400	12500	10000
51–64 Jahre	2800	2200	11800	9200
65 Jahre und älter	2800	2100	11800	8800
Zuschläge für Schwangere und Stillende				
Schwangere	2. Trimester: + 225 3. Trimester: + 500		+1050 +2100	
Stillende bis einschl. 4. Monat	+ 500		+2100	

Quelle: Referenzwerte für die Nährstoffzufuhr, Deutsche Gesellschaft für Ernährung, DGE (2015)

So viele Kalorien verbrauchen Sie bei verschiedenen Tätigkeiten

Die Tabelle zeigt Ihnen, wie viele Kalorien Ihr Körper bei verschiedenen Tätigkeiten verbraucht – es muss aber gar nicht immer Sport sein, man kann auch mit den Kindern im Garten toben. Wir haben Ihnen vier Energieverbrauch-Blöcke zusammengestellt und exemplarisch Tätigkeiten aufgeführt, damit Sie sehen können, wie viele Kalorien man bei leichten oder sehr anstrengenden Bewegungen verbraucht. Die Durchschnittswerte beziehen sich jeweils auf einen Zeitraum von 15 Minuten. Je nachdem, wie intensiv Sie sich bewegen, können sich die angegebenen Werte verändern. So ist beispielsweise Ihr Kalorienverbrauch höher, wenn Sie schneller als 15 km/h Rad fahren. Zudem beeinflusst das Körpergewicht den Energieverbrauch, das heißt, wer schwerer ist, verbraucht bei gleichen Tätigkeiten automatisch mehr Energie. Den Vergleich sehen Sie in der Tabelle.

Tätigkeiten	Kalorienverbrauch in 15 Min. bei 65 kg Körpergewicht	Kalorienverbrauch in 15 Min. bei 85 kg Körpergewicht
Einfache Tätigkeiten		
Liegen Sitzen Ruhig stehen	<35	<45
Leichte Hausarbeiten (z.B. Blumen gießen, Bügeln) Stretching Bowling	35–49	45–64
Tätigkeiten mit niedrigem Energieaufwand		
Wohnung putzen (z.B. Staubsaugen, Fenster putzen) Gymnastik Spazieren gehen Standardtanz tanzen	50–64	65–84
Leichte Gartenarbeit Tischtennis spielen Trampolin springen	65–80	85–104

Tätigkeiten	Kalorienverbrauch in 15 Min. bei 65 kg Körpergewicht	Kalorienverbrauch in 15 Min. bei 85 kg Körpergewicht
Lateinamerikanisch tanzen Golf spielen Badminton spielen Ski fahren alpin Fahrrad fahren (> 15 km/h)	81–99	105–129
Mittelschwere Tätigkeiten		
Aerobic Tennis spielen Rasen mähen Reiten (Trab)	100–114	130–149
Bergwandern Nordic Walking Treppen steigen Fußball spielen	115–129	150–169
Inlineskaten Joggen (9 km/h) Stepaerobic Mountainbike fahren	130–144	170–189
Anstrengende Tätigkeiten mit hohem Energieaufwand		
Skilanglauf (10 km/h) Fahrrad fahren (25 km/h) Brustschwimmen Seilspringen (moderat)	145–169	190–219
Basketball spielen Klettern Kraulschwimmen (schnell) Joggen (11 km/h)	170–199	220–259
Squash spielen Skilanglauf (>12 km/h) Fahrrad fahren (Heimtrainer, 250 Watt)	200–229	260–299
Radrennen fahren (>32 km/h) Treppen steigen (schnell) Joggen (14 km/h)	230–264	300–344
Joggen (>16 km/h) Holz hacken (schnell) Skilanglauf (starke Steigung, schnell)	265–300	345–390

Welches ist Ihr optimales Gewicht?

Diese Frage kann man kaum allgemein verbindlich beantworten, denn das Körpergewicht ist von vielen Faktoren abhängig. Der Körperbau und die Körperzusammensetzung, etwa der Muskel- und der Fettanteil, spielen hier eine wichtige Rolle und diese sind bei jedem Menschen unterschiedlich ausgeprägt. Trotzdem gibt es Richtwerte, mit denen man sein eigenes Gewicht beurteilen kann. Der Body-Mass-Index (BMI) wird nach wie vor am häufigsten verwendet.

Body-Mass-Index (BMI)

Wie steht es mit Ihrem Gewicht? Diese Frage beantwortet Ihnen der Wert, den Sie mit der Formel des Body-Mass-Index (übersetzt etwa Körper-Masse-Index) ausrechnen können. Teilen Sie einfach Ihr Gewicht durch Ihre Körpergröße zum Quadrat.

WICHTIG

$$\text{BMI} = \frac{\text{Körpergewicht in kg}}{(\text{Körpergröße in m})^2}$$

Beispiel: Eine Frau wiegt 62 kg und ist 1,67 m groß. Ihr BMI beträgt etwa 22.

$$\text{BMI} = \frac{62}{(1{,}67 \times 1{,}67)} = 22{,}2$$

Dieser Wert sagt aus, dass die Frau normalgewichtig ist, wie die Übersicht auf Seite 16 zeigt.

Was sagt der BMI aus?

Die folgende Tabelle gibt Ihnen einen Anhaltspunkt, wie es um Ihr Gewicht steht – je nach Ihrem persönlichen BMI. Hier sehen Sie, ob Ihr Gewicht im Normalbereich liegt oder ob Sie lieber ein paar Pfunde abnehmen sollten.

Gewichtsklasse	BMI für Männer	BMI für Frauen
Untergewicht	unter 20	unter 19
Normalgewicht	20–25	19–24
Leichtes Übergewicht	25–30	24–30
Fettsucht (Adipositas Grad I und II)	30–40	30–40
Extreme Fettsucht (Adipositas Grad III)	über 40	über 40

Untergewicht – etwas mehr darf's sein

Auch wenn Sie nicht das Gefühl haben, zu dünn zu sein, sollten Sie versuchen, ein wenig zuzunehmen. Denn nicht nur ein Zuviel, sondern auch ein Zuwenig auf der Waage kann durchaus gesundheitliche Gefahren bergen.

Normalgewicht – alles im grünen Bereich

Herzlichen Glückwunsch, wenn Ihr BMI im Bereich des Normalgewichts liegt. Sie müssen sich um Ihr Gewicht keine großen Gedanken machen. Essen Sie weiterhin abwechslungsreich und achten Sie auf genügend körperliche Aktivität.

Leichtes Übergewicht – eigentlich kein Problem

Wenn Sie leichtes Übergewicht haben (BMI 24–30 für Frauen; BMI 25–30 für Männer), ansonsten aber gesund sind, sich in Ihrem Körper wohlfühlen und mit Ihrer

Figur zufrieden sind, dann besteht aus medizinischer Sicht kein Grund abzunehmen. Und bedenken Sie: Übergewicht ist zu einem großen Teil Veranlagung, die einem in die Wiege gelegt wird, sodass nicht nur falsche Ernährungsgewohnheiten dafür verantwortlich sind. Dazu kommt, dass das Körpergewicht im Alter von Haus aus leicht ansteigt. Ein ganz natürlicher Vorgang: Die Muskelmasse nimmt ab, die Menge des Fettgewebes leicht zu.

W WICHTIG

Vererbung sollten Sie aber nicht als Entschuldigung für maßloses Essen nehmen. Mit körperlicher Aktivität und sinnvoller Nahrungsmittelauswahl ist es leicht möglich, ein paar Pfunde zu verlieren.

Leichtes Übergewicht – hier sollten Sie abnehmen

Falls bei Ihnen eine Krankheit wie zum Beispiel Diabetes, Bluthochdruck oder eine Fettstoffwechselstörung vorliegt oder Sie aus familiären Gründen für eine dieser Krankheiten vorbelastet sind, ist es ratsam, das Gewicht zu reduzieren. Leichtes Übergewicht kann in diesen Fällen Ihre Gesundheit gefährden, mögliche Folgen können Herz-Kreislauf-Beschwerden, Arterienverkalkung, Herzinfarkt oder Schlaganfall sein. Bei leichtem Übergewicht genügt es in der Regel, ein paar Gewohnheiten zu ändern, zum Beispiel auf die Chips vor dem Fernseher zu verzichten.

T TIPP

Bestimmen Sie im Zweifelsfall zusammen mit Ihrem Arzt das Gewicht, das Sie entweder halten oder erreichen sollten, damit Sie gesund bleiben und sich wohlfühlen.

Fettsucht – Abnehmen dringend erforderlich

Bei einem BMI über 30 sollten Sie unbedingt einen Arzt aufsuchen. Um gesundheitliche Probleme zu vermeiden, ist es notwendig, das Gewicht in den Griff zu bekommen – und dazu ist professionelle Hilfe erforderlich.

So essen Sie gesund

Vielseitig, aber nicht zu viel

So lautet die einfache Grundregel für eine gesunde Ernährung, das heißt:

- Nehmen Sie die Grundnährstoffe Kohlenhydrate, Eiweiß und Fett in einem ausgewogenen Verhältnis zu sich.
- Essen Sie so abwechslungsreich wie möglich, dann stimmt die Versorgung mit Ballaststoffen, Mineralstoffen, Vitaminen und sonstigen Vitalstoffen.
- Essen Sie gerade so viel, dass Sie Ihr Normalgewicht halten.

Die Grundnährstoffe im harmonischen Verhältnis

Kohlenhydrate (50–55 % der Gesamtkalorien)

Essen Sie reichlich frisches Obst und Gemüse (am besten fünf Portionen am Tag), Kartoffeln, Hülsenfrüchte, Getreide, Reis, Brot und Nudeln, um Ihren Kohlenhydratbedarf zu decken. Ballaststoffe zählen ebenfalls zu den Kohlenhydraten. Vor allem Vollkornprodukte enthalten viele Ballaststoffe, die für einen reibungslosen Stuhlgang, einen gesunden Darm und normale Blutfettwerte sorgen. Da sie gut sättigen, helfen sie zudem beim Kaloriensparen.

Eiweiß (10–15 % der Gesamtkalorien)

Essen Sie zwei Drittel pflanzliches Eiweiß, zum Beispiel Linsen, Haferflocken, Vollkornbrot, Kartoffeln, Reis, und ein Drittel tierisches Eiweiß, wie Fleisch, Fisch, Milch, Käse, Eier. Empfehlenswert ist die Kombination, zum Beispiel Kartoffeln mit Ei. Greifen Sie bei tierischen Produkten am besten zu den fettarmen Varianten, um weniger gesättigte Fettsäuren und Cholesterin aufzunehmen.

Fett (nicht mehr als 30 % der Gesamtkalorien)

Fette haben viele wichtige Funktionen im Körper, enthalten aber doppelt so viele Kalorien wie die gleiche Menge Eiweiß und Kohlenhydrate. Wählen Sie also fettbewusst. Achten Sie beim Einkauf auch auf versteckte Fette in fetten Käsesorten, Fleisch- und Wurstwaren sowie Soßen, Cremes, Torten, Gebäck und Süßigkeiten!
Nicht jedes „Light“-Produkt ist automatisch kalorienarm! Denn Begriffe wie „light“, „leicht“ oder „reduziert“ können sich auch nur auf einen niedrigeren Kohlenhydrat-, Zucker- oder Fettgehalt beziehen, was nicht automatisch heißt, dass sie auch weniger Kalorien enthalten. Ein Blick auf das Etikett hilft hier weiter. Bevorzugen Sie stattdessen Produkte, die von Natur aus leicht sind, zum Beispiel, Kartoffeln, Obst, Gemüse und fettarme Milchprodukte, und bereiten Sie diese zu Hause möglichst fettarm zu. Paniertes und Frittiertes sollten nur selten auf den Teller kommen.

INFO

Fetthaltige Lebensmittel schnell gefunden: In der Tabelle sind alle Lebensmittel mit einem Fettgehalt über der 30-Prozent-Grenze mit »F« gekennzeichnet. Ausgenommen hiervon sind Lebensmittel mit weniger als 2 Gramm Fett pro 100 Gramm bzw. Portion.

Essen Sie von morgens bis abends bewusst

Das Frühstück: Hier eignen sich Müsli, Obst, Vollkornbrot mit etwas Quark, Käse oder Wurst. Frühstücksmuffel sollten nicht bis mittags nüchtern bleiben, sondern sich eine leichte Zwischenmahlzeit gönnen.
Zwischenmahlzeiten sind besonders sinnvoll, wenn dabei vor allem Obst oder Milchprodukte wie Joghurt oder Quark gegessen werden. So werden Leistungsabfall und das Aufkommen von Heißhunger, bei dem man meist sehr unkontrolliert isst, verhindert. Aber Vorsicht: Sie sollten trotzdem über den Tag verteilt nicht mehr essen, als Sie an Energie benötigen. Und wer bei jeder Mahlzeit dazu neigt, mehr zu essen als nötig, sollte sich lieber konsequent an die drei Hauptmahlzeiten halten.
Das Abendessen sollte eher leicht und nicht zu üppig sein, weil abends die Verdauung herabgesetzt ist. Rohkost und Salate bei Verdauungsproblemen lieber mittags verzehren und abends stattdessen gedünstetes Gemüse essen.

DARAUF SOLLTEN SIE ACHTEN

- Gedankenloses In-sich-Hineinstopfen von Knabberzeug und Süßigkeiten (zum Beispiel beim Fernsehen) sollten Sie unbedingt vermeiden.
- Essen Sie immer bewusst und achten Sie stets darauf, dass auf Ihrem Speisezettel möglichst oft frischer Salat sowie knackiges Gemüse und Obst stehen – nicht nur zu Hause, sondern auch im Restaurant.
- Informieren Sie sich über den Energiewert Ihrer Nahrung mithilfe dieses Kompasses. Wer bewusst isst, kann besser genießen und weiß, wann sein Körper genug hat.
- Bevorzugen Sie die fettsparenden Zubereitungsarten Dämpfen, Dünsten, Grillen sowie Kochen. Braten Sie nur gelegentlich und verwenden Sie dafür eine beschichtete Pfanne mit wenig Fett.

Maße/Zeichenerklärungen

Gebräuchliche Maße

1 l = 1 Liter	= 100 cl = 1000 ml = 1 kg
0,1 l	= 10 cl = 100 ml = 100 g
1 TL = 1 Teelöffel	= ca. 5 g Flüssigkeit = 5–10 g fester Stoff
1 EL = 1 Esslöffel	= 10–15 g Flüssigkeit = 10–20 g fester Stoff
2 TL = 1 EL	
1 Suppenteller	= 250 ml = 16 EL
1 Maß-Tasse	= 125 ml = 8 EL
1 Tasse bis zum Rand gefüllt	= 150 ml
1 Schnapsglas	= 2 cl = 20 ml
1 Cocktailglas = 1 Südweinglas	= 5 cl = 50 ml
1 Sektglas	= 0,1 l = 10 cl = 100 ml
1 Mineralwasser- oder Obstsaftglas	= 0,2 l = 200 ml
0,25 l Soße, Beutel oder hausgemacht	= 250 ml

Häufig verwendete Lebensmittel

Dickflüssiges wie Crème fraîche oder Ketchup	1 EL = 25 g
Getreide, ganz	1 EL = 20 g
Kokosraspeln, gehackte Nüsse	1 EL = 10 g
Konfitüre	1 EL = 10 g
Leinsaat, Sesam, Sonnenblumenkerne	1 EL = 15 g
Mayonnaise	1 EL = 30 g
Öl	1 EL = 10 g
Relish oder Püree	1 EL = 40 g
Sahne	1 EL = 10 g

Die Mengenangaben für Tee- und Esslöffel beziehen sich immer auf gestrichene Löffel!

Brot, 1 Scheibe	= 40 g
Kastenkuchen oder Rodon	= 16 Stücke
Obstkuchen	= 12 Stücke
Puddingpulver, nach Anweisung zubereitet	= 4 Portionen = 0,5 l

Weitere Abkürzungen

- TK = tiefgekühlt
- FP = Fertigprodukt
- BM = Backmischungen und Kuchenmehle, nach Anweisung zubereitet
- GB = Großbritannien
- i. D. = im Durchschnitt
- s. a. = siehe auch
- kcal = Kilokalorien
- St. = Stück
- Pkg. = Packung
- getr. = getrocknet
- E = viel Eiweiß – bevorzugt essen
- F = viel Fett – vorsichtig essen
- K = viele Kohlenhydrate – überlegt essen
- M = viele Mineralstoffe – bevorzugt essen
- V = viele Vitamine – bevorzugt essen
- B = Ballaststoffe – gezielt essen
- Port. = Portion
- + = nur in Spuren vorhanden
- * = keine Angaben verfügbar

Nahrungsmittel und Getränke von A bis Z

Werte ohne zusätzlichen Hinweis beziehen sich auf 100 Gramm verzehrbaren Anteil.

Lebensmittel (verzehrbarer Anteil)	Kilokalorien kcal	Fett g	Nährwert
Aachener Pflümli Pflaumenmus, *Zentis*, 1 TL	21	+	K
Aachener Printen, 1 St., 20 g	93	4,0	FK
Aal, Fluss-	281	24,5	F
Aal, geräuchert	329	28,6	F
ABC Russisch Brot, *Bahlsen*	395	1,0	K
ACE-Drink, *rio d'oro*	47	0	KV
Acerola	16	0,2	V
Acerola C - 1000, gesüßt, *Rabenhorst*	107	0,2	KV
Acerolasaft pur, Bio, *Voelkel*	34	0,1	V
Aceto Balsamico di Modena, *Hengstenberg*	104	0	
Ackersalat	14	0,4	MV
Actimel Drink, *Danone*	71	1,6	K
Actimel Drink, 0,1 % Fett, *Danone*	28	0,1	
Actimel Multifrucht, gesüßt, *Danone*	77	1,5	K
Activia, Joghurt 1,5 % Fett, Cerealien, *Danone*, 1 Becher	105	1,6	K
Activia, Joghurt 1,5 % Fett, natur, *Danone*, 1 Becher	75	1,9	
Activia, Joghurt 3,5 % Fett, Frucht, *Danone*, 1 Becher, i.D.	117	3,5	K
Activia, Joghurt 3,5 % Fett, Müsli, *Danone*, 1 Becher	125	3,9	K
Activia, Joghurt Drink, *Danone*, 1 Port., 300 g, i.D.	224	4,8	K
Afrika, Vollmilch, *Bahlsen*	530	31,0	FK
After Eight Classic, *Nestlé*, 1 Port., 16 g	74	3,2	K
After Eight Fine Sticks, *Nestlé*, 1 Port., 18 g	95	5,5	FK
After Eight My Favourite, *Nestlé*, 1 Port., 25 g	132	8,0	FK
Agavendicksaft, Bio, *Alnatura*	300	‹ 0,1	K
Ahornsirup, 1 EL	40	0	K
Ahornsirup, Grad A, *Granovita*, 1 EL = 15 g	43	0	K
Akora, Edelherb, *Bahlsen*, 1 Port., 3 St.	148	4,2	FK
Akora, Vollmilch, *Bahlsen*, 1 Port., 3 St.	143	3,7	FK
Alaska-Seelachsfilet, TK, *Eismann*, 1 Port.	107	1,1	E
Alaska-Seelachsfilet in milder Kräutersauce, *Du darfst*, 1 Port., 375 g	268	1,6	EK
Alaska-Seelachsscheiben, *Nadler*	101	4,9	E
Alexander-Cocktail, 5 cl	168	5,2	F

Lebensmittel (verzehrbarer Anteil)	Kilokalorien kcal	Fett g	Nährwert
Alfalfa-Luzerne, Sprossen, frisch	31	0,7	M
Algen, frisch	37	0,4	E
Alkoholfreies Bier, 0,33 l, i.D.	83	0	K
Allgäuer Schmelzkäse, 45 % Fett i. Tr.	283	23,0	EF
Almdudler, traditionell, 0,35 l	116	0	K
Almdudler Schorle	23	0	K
Almdudler, zuckerfrei	1	0	
Almighurt, Fruchtjoghurt, *Ehrmann*, i.D.	95	2,8	K
Almighurt Fantasie, Frucht, *Ehrmann*, i.D.	95	2,8	K
Almighurt Fantasie, Vanilla-Himbeer, *Ehrmann*, i.D.	102	2,8	K
Almighurt Kuchen, *Ehrmann*, i.D.	102	3,0	K
Almighurt Müsli, *Ehrmann*, i.D.	110	3,3	K
Almighurt stichfest, Schoko, *Ehrmann*	128	4,4	K
Almkäse-Scheiben, herzhaft, *Bergader*	353	28,0	EF
Almkäse-Scheiben, nussig, *Bergader*	353	28,0	EF
Almkäse-Weichkäse, cremig-würzig, *Bergader*	447	43,5	F
Aloe-Vera Sensitiv-Jogurt, Classic, *Emmi*	82	1,1	K
Alpenmilch-Schokolade, *Milka*	530	29,5	FK
Altbier, 0,33 l	142	0	K
Altmeister Kräuter-Vollwürz-Essig, *Hengstenberg*	18	0	
Amaranth, Bio, *Alnatura*	402	8,8	EK
Amaranth, gepufft, Bio, *Alnatura*	398	8,8	EK
Amaranth-Crunchy pur, Knuspermüsli, Bio, *Allos*	421	11,7	K
Amaranth-Früchtemüsli, Bio, *Allos*	377	8,1	BK
Amaranth-Maiswaffel, ungesalzen, Bio, *Allos*	381	4,6	K
Amaranth-Zartbitter-Riegel, *Alnatura*, 1 St., 25 g	121	6,5	EK
Amaranth-Riegel, Vollmilch, Bio, *Alnatura*, 1 St.	121	6,0	FK
Amaranth-Sesam-Knäcke, Bio, *Allos*	368	5,4	BK
Amaranth-Taler, Schoko-Mandel, Bio, *Allos*	531	34,9	FK
American Caesar Dressing, *Kühne*	241	23,0	F
American Sandwich, *Lieken Urkorn*, 1 Scheibe	98	1,5	K
Americano, 8 cl	121	0	
American-Pancake-Teig in der Shakerflasche, FP, *Mondamin*, 1 Port., 140 g	274	5,6	FK
Amerikaner, *Kamps*, 1 St., 100 g	357	6,1	K
Amicelli, *Mars*, 1 St., 25 g	128	6,7	FK
Ammerländer Schinken, roh	208	12,0	F
Ananas	56	0,2	V
Ananas, Glas, *Natreen*	29	0,1	K
Ananas, kandiert	263	0	K
Ananas Dessertstücke, Libbys Obstkonserven, *Nestlé*	82	0,1	K

Lebensmittel (verzehrbarer Anteil)	Kilo-kalorien kcal	Fett g	Nährwert
Ananasbowle, 0,2 l	218	0	
Ananas-Nektar, *albi*	57	‹ 0,5	K
Ananassaft	50	0,1	V
Anchovisfilet, 1 St.	206	19,3	F
Anchovispaste, 1 TL	20	1,1	
Anisettelikör, 2 cl	59	0	
Anisplätzchen, 1 St.	20	0,2	K
Anisschnaps, 2 cl	41	0	
Anone (Cherimoya)	63	0,3	V
Antipasti Artischocken	66	5,9	F
Antipasti getrocknete Tomaten	105	6,5	F
Antipasti Lachs-Variation, *Bresso*	318	30,0	F
Antipasti Paprika-Tomate, *Bresso*	327	31,0	F
Apfel, 1 St., 150 g	81	0,9	V
Apfel, getr., 1 Ring, 10 g	26	0,2	BK
Apfel, getr.	255	1,6	BK
Apfelchips, Bio, *Naturata*, 1 Pkg., 70 g	232	0,6	K
Apfel-Cranberry-Nektar, Trinkgenuss, *Granini*	45	‹ 0,5	K
Apfelessig, *Hengstenberg*	18	0	
Apfel-Johannisbeer-Aronia-Schorle, Bio, *Franken Brunnen*	19	‹ 0,5	K
Apfel-Kirsch-Schorle, *Krumbach*	26	0	K
Apfelkompott, stückig, *Natreen*	42	0,4	K
Apfelkonfitüre, 1 TL	26	+	K
Apfelkraut, Rheinisches, 1 TL	25	0	K
Apfelkraut, Rheinisches	254	0	K
Apfelkren, 1 EL	28	1,0	F
Apfelkuchen, Alt-Böhmischer, TK, *Coppenrath & Wiese*, 1 St.	226	7,2	FK
Apfelkuchen, Dinkel-, BM, *Bauckhof*	366	1,2	FK
Apfel-Mangosaft, Bio, *Voelkel*	50	0,2	KV
Apfelmark, Bio, *Alnatura*	55	0,4	K
Apfelmark mit Mango, Bio, *Alnatura*	58	0,4	K
Apfelmus, Glas, *Natreen*	52	0,4	K
Apfel-Püfferchen, *Dr. Oetker*, 1 Port.	380	8,9	K
Apfelringe, getr., Bio, *Alnatura*	287	0,3	BK
Apfel-Rote-Traube, milde Schorle, *Rhönsprudel*	24	‹ 0,1	K
Apfelrotkohl, 3 Minuten, *Hengstenberg*	71	+	K
Apfelrotkohl, TK, *Eismann*, 1 Port.	117	1,5	K
Apfelsaft, 0,2 l	114	+	KV
Apfelsaftschorle Lift, *Coca-Cola*, 0,2 l	50	0	K
Apfelschnaps, 2 cl	57	0,9	
Apfel-Schorle, *Krumbach*	23	‹ 0,1	K
Apfelsine	42	0,2	V
Apfelsine, 1 St., 150 g	63	0,3	V
Apfelstrudel	230	12,0	FK
Apfelstrudel, Blätterteig, *Coppenrath & Wiese*	249	14,0	FK
Apfelwein, 0,25 l	113	0	

Lebensmittel (verzehrbarer Anteil)	Kilokalorien kcal	Fett g	Nährwert
Appenzeller Käse, 50 % Fett i. Tr., 20 g	77	6,3	F
Appenzeller Käse, 50 % Fett i. Tr.	386	31,6	F
Apricot Brandy, 2 cl	61	0	
Aprikose	43	0,1	MV
Aprikose, 1 St., 50 g	22	0,1	MV
Aprikose, getr., 25 g	60	0,1	BK
Aprikose, getr.	240	0,5	BK
Aprikose, Glas, *Natreen*	26	0,1	MV
Aprikose, kandiert	258	0	K
Aprikose halbe Frucht, Libbys Obstkonserven, *Nestlé*	68	0,1	K
Aprikosenfruchtaufstrich, 30 % weniger Kalorien, *Schneekoppe*	168	0,1	K
Aprikosengeist, 2 cl	50	0	
Aprikosenkompott, *Natreen*	41	0,1	K
Aprikosennektar, Trinkgenuss, *Granini*	53	< 0,5	K
Aprikosentorte mit Biskuit, 1 St.	237	12,0	FK
Aranca-Cremespeise, *Dr. Oetker*, 1 Port., i.D.	102	1,4	K
Ardennen-Schinken	135	30,0	EF
Arganöl, Bio, *Vitaquell*, 1 TL	41	4,6	F
Arganöl, Bio, *Vitaquell*, 1 EL	82	9,1	F
Armagnac, 40 %, 2 cl	45	0	
Aromat Universal, *Knorr*	143	3,1	
Arrak, 38 %, 2 cl	46	0	
Arrak-Aroma, 1 Fläschchen	4	0	
Arrowroot (Pfeilwurzelmehl), 1 TL	19	0	K
Artischocke, 1 St., 200 g	44	0,2	V
Artischockenboden, Konserve	23	0	V
Artischockenherzen	40	0	V
Asia Wok-Mix, TK, *Iglo*	30	0,4	K
Asia-Gemüsemix, TK, *Eismann*, 1 Port.	88	1,7	K
Asia-Knusperente, TK, *Eismann*, 1 Port.	450	32,7	EF
Asiapfanne „Chop Suey“, TK, *bofrost*, 1 Port., 330 g	350	5,3	EK
Asia-Sauce, *Heinz*	156	0,1	K
Aspikpulver, 1 Pkg., 10 g	34	0,1	E
Asti Spumante	83	0	
Aubergine	17	0,2	M
Aubergine, 1 St., 250 g	43	0,5	M
Aufschnitt, Bergkäse, *Andechser*	427	35,0	EF
Aufstrich, Curry Streich, *Zwergenwiese*	337	32,0	K
Aufstrich, Nuss-Paprika, Bio, *Zwergenwiese*	169	10,0	F
Aufstrich, streich's drauf Basitom, Basilikum Tomate, *Zwergenwiese*	346	33,0	F
Aufstrich, streich's drauf Papucchini, Paprika, *Zwergenwiese*	350	34,0	F
Austern	66	1,2	E
Austernpilz	11	0,2	E
Avocado, 1 St., 200 g	442	47,0	FV
Azora, *Bahlsen*	486	22,0	FK
Babybel Mini, 45 % Fett i. Tr., *Bel*, 1 St.	60	4,8	EF
Babybel Mini, Emmentaler, *Bel*, 1 St.	63	5,0	EF

Lebensmittel (verzehrbarer Anteil)	Kilo-kalorien kcal	Fett g	Nährwert
Babybel Mini, light, *Bel*, 1 St.	42	2,4	EF
Bacardi, 38 %, 2 cl	50	0	
Bachforelle	103	2,7	E
Back-Camembert, *Alpenhain*	289	17,0	EF
Back-Camembert, Minis, *Alpenhain*	296	17,0	EF
Back-Hirtenkäse, *Alpenhain*	268	17,0	EF
Backerbsen, *Leimer*	514	30,0	FK
Backerbsen, Dinkel-, Bio, *Alnatura*	509	28,3	FK
Backfisch, TK, *Eismann*, 1 Port., 110 g	234	10,9	EF
Back-Gouda, i.D.	313	18,0	EF
Back-Käse, Classic, *Be Light*	278	14,0	EF
Backoblaten, i.D.	263	0,7	K
Backobst	246	0,9	BK
Backpflaumen	222	0,6	BK
Backpflaumen, 25 g	56	0,2	BK
Backpulver, 1 Pkg., 17 g	17	0	
Bacon-Streifen, *Tulip*	305	28,0	F
Baguette, 1 St., 150 g	390	1,1	K
Baguettebrötchen, TK, *Coppenrath & Wiese*, 1 St.	152	0,4	K
Baguettesalami, i.D.	344	28,0	F
Baiser, 1 St., 25 g	100	0	K
Baisereier, *Haribo*, i.D.	387	0,1	K
Baked Beans, *Bonduelle*	83	0,4	BK
Balisto Joghurt-Beeren-Mix, *Mars*, 1 St., 18,5 g	93	4,6	FK
Balisto Korn-Mix, *Mars*, 1 St., 18,5 g	92	4,8	FK
Balisto Müsli-Mix, *Mars*, 1 St., 18,5 g	94	4,8	FK
Balsamicodressing, *Kühne*	96	4,1	FK
Bambussprossen	17	0,3	MV
Bami Goreng, TK, *Frosta*	112	3,2	K
Banane, 1 St., 150 g	132	0,3	K
Banane, getr.	326	0,8	BK
Bananenchips, Bio, *Naturata*	532	33,7	FK
Bandnudeln, Die Guten, *Bernbacher*	361	2,5	K
Barack Palinka, 40 %, 2 cl	50	0	
Bärenmarke, Der cremige Traum, 12 % Fett	164	12,0	F
Bärenmarke, Der extra leichte Traum, 3 % Fett	83	3,0	EF
Bärlauch	25	0,5	M
Barsch, Fluss-	81	0,8	E
Basilico Keimöl, *Mazola*	828	92,0	FV
Basilikum	46	0,7	M
Basis-Müsli, Bio, *Alnatura*	379	9,7	BK
Basler Leckerli, 1St., 25 g	100	1,75	K
Basmatireis, Vollkorn, Bio, *Alnatura*	351	2,2	EK
Batate	108	0,6	BK
Batavia-Salat	12	0,2	V
Bauernbrot, 1 Scheibe, 40 g	85	0,4	BK
Bauernbrot	212	1,1	BK
Bauernbrot mit Teff, *3 Pauly*, 1 Scheibe	126	1,2	K
Bauernfrühstück, Bratkartoffeln mit Speck & Ei, FP, *Pfanni*, 1 Port.	348	26,0	FK

Lebensmittel (verzehrbarer Anteil)	Kilokalorien kcal	Fett g	Nährwert
Bauernkruste, BM, *Aurora*	230	1,0	BK
Bauernmettwurst, *Hareico*	248	18,0	EF
Bauernpfanne, *Eismann*, 1 Port., 333 g	222	6,7	FV
Baumkuchenspitzen, Zartbitter, *Tekrum*	520	32,0	FK
Baumnuss	666	62,0	FV
Baumtomate (Tamarillo)	56	0,8	V
Baumtomate (Tamarillo), 1 St., 80 g	45	0,6	V
Baumwollsamenöl	900	100	F
Bavaria Blu, Der Leichte, *Bergader*	312	26,5	EF
Bavaria Blu, Der Würzige, *Bergader*	360	32,8	EF
Bayerntaler, Hartkäse, *Zott*	369	28,5	EF
Bayerntaler, Hartkäse, leicht, *Zott*	298	18,0	EF
BBQ-Sauce Bull's-Eye, Hot Chili, *Kraft*	157	0,6	K
BBQ-Sauce Bull's-Eye, Orginal, *Kraft*	172	0,6	K
Beach Cola, *Schöller*, 1 St.	72	0	K
Becel, Omega-3-Pflanzenöl	830	92,0	F
Becel, Omega-3-Pflanzenöl, 1 EL	83	9,2	F
Becel Classic, fettreduziertes Streichfett, 45 % Fett	400	45,0	F
Becel Classic, fettreduziertes Streichfett, 45 % Fett, 1 EL	40	4,5	F

Lebensmittel (verzehrbarer Anteil)	Kilokalorien kcal	Fett g	Nährwert
Becel Cuisine	660	74,0	F
Becel Cuisine, 1 EL	66	7,4	F
Becel Gold, mit feinem Buttergeschmack	635	70,0	F
Becel Gold, mit feinem Buttergeschmack, 1 EL	64	7,0	F
Becel Vital vegan, Diätstreichfett, 30 % Fett	269	30,0	F
Becel Vital vegan, Diätstreichfett, 30 % Fett, 1 EL	27	3,0	F
Béchamel-Sauce, *Thomy*	186	17,7	F
Beefsteak-Hack	112	3,0	E
Beerenauslese, 0,25 l, i.D.	245	0	
Beißkohl	14	0,3	V
Belchoco Edelmarzipan-Nougat	513	31,0	FK
Bel Paese, Weichkäse, 60 % Fett i. Tr., *Galbani*, 20 g	69	5,6	EF
Bel Paese, Weichkäse, 60 % Fett i. Tr., *Galbani*	345	28,0	EF
Belegkirschen, *Dr. Oetker*	345	0,3	K
Belfrutta Auslese, *Zentis*, i.D.	257	0,2	K
Belmanda Edel-Marzipan-Praliné, *Zentis*, 1 St., 60 g	48	2,9	FK
Belmanda Edel-Marzipan-Riegel, *Zentis*, 1 St., 60 g	281	15,8	FK
Belmandel, Mandel-Nougat-Creme, *Zentis*, 1 Port.	84	5,1	FK
Belmandel, Mandel-Nougat-Creme, *Zentis*	560	34,0	FK

Lebensmittel (verzehrbarer Anteil)	Kilo-kalorien kcal	Fett g	Nährwert
Belnuga Edel-Marzipan-Riegel, mit Nougat, *Zentis*, 1 St.	311	18,8	FK
Belugalinsen, Bio, *Alnatura*	304	1,6	BE
BelVita Frühstücks-keks, Cerealien & Milch, *Kraft*, 1 St.	55	1,8	FK
BelVita Frühstücks-keks, Choco, *Kraft*, 1 St.	55	1,8	FK
Bemmchen, Bio, *Dr. Quendt*	403	10,7	BK
Bénédictine-Likör, 40 %, 2 cl	50	0	
Bergbauern-Scheiben, mild-nussig, *Bergader*	353	28,0	EF
Bergbauern-Weichkäse, *Bergader*	312	26,5	EF
Bergkäse, 45 % Fett i. Tr., 20 g	77	6,0	F
Berliner, mini, TK, *Coppenrath & Wiese*, 1 St.	48	2,2	FK
Berliner Pfannkuchen, 1 St., ca. 65 g	259	12,4	FK
Berliner Weiße mit Schuss, 0,33 l	168	0	K
Berries, *Haribo*	350	0,1	K
Bickbeeren	37	0,6	BV
Bienenhonig	322	0	K
Bienenhonig, 1 TL	32	0	K
Bienenstich Bio, *Herzberger Bäckerei*, 1 St., 100 g	342	20,6	FK
Bienenstich, Mandel-, TK, *Coppenrath & Wiese*, 1 St., 65 g	212	12,0	FK
Bier, alkoholfrei, 0,33 l, i.D.	86	0	K
Bier, dunkel, 0,5 l, i.D.	185	0	K
Bier, hell, 0,5 l, i.D.	195	0	K
Bier, leicht, 0,5 l, i.D.	135	0	K
Bierrettich, 1 St., 200 g	30	0,4	BV
Bierschinken, i.D.	160	9,5	F
Bierschinken, Puten-, *Höhenrainer*	156	10,0	EF
Bierwurst, i.D.	232	18,7	F
BiFi, 1 Pkg., 25 g	128	11,0	F
BiFi Roll, 1 Pkg., 50 g	236	16,0	F
Big Sandwich, *Schöller*, 1 St., 140 g	127	4,6	FK
Bighurt mild, 3,5 % Fett, *Tuffi*	69	3,5	EF
Bighurt cremig gerührt, 3,5 % Fett, *Bergbauern*	71	3,5	EF
Bighurt, 1,5 % Fett	46	1,5	E
Bighurt – probiotisch 1,5 % Fett, stichfest, Schwarzwaldmilch	47	1,5	E
Bighurt PUR	73	3,8	E
Bihun-Suppe, *Sonnen Bassermann*	37	1,0	
Bindobin, Pflanzliches Bindemittel, *Tartex*	189	0,6	K
Bionade, Bio, 1 Flasche, i.D.	69	0,3	KM
Bio-Vollkorn-Müsli	410	8,0	BK
Birchermüsli, Beerensymphonie, *Mövenpick*, 1 Becher	158	3,2	K
Bircher-Müsli, *Edeka bio*	356	6,5	BK
Birkenpilz	16	0,6	MV
Birne	55	0,3	BV
Birne, 1 St., 150 g	83	0,5	BV
Birne, getr.	213	1,8	BK
Birne halbe Frucht, Libbys Obstkonserven, *Nestlé*	69	< 0,1	K

Lebensmittel (verzehrbarer Anteil)	Kilokalorien kcal	Fett g	Nährwert
Birnenfein, Bio, *Heirler*	244	0	K
Birnengeist, 2 cl	44	0	
Birnennektar	55	0,2	K
Birnennektar, Williams-Christ, Trinkgenuss, *Granini*	52	‹ 0,5	V
Biscotti Dinkel, Bio, *Alnatura*	447	17,6	FK
Biskin, Pflanzencreme, i.D.	684	76,0	F
Biskin, Pflanzenöl	828	92,0	F
Biskin, Pflanzenöl, 1 EL	83	9,2	F
Biskuit, BM, zubereitet, *Die Backschwestern*	286	5,5	K
Biskuitrolle mit Zitronensahne	275	15,0	FK
Bismarckhering, *Nadler*	168	9,7	EF
Bistro Baguette à la Provence, TK, *Dr. Oetker*, 1 Port., 125 g	345	16,3	FK
Bistro Baguette Champignons, TK, *Dr. Oetker*, 1 Port.	283	11,3	FK
Bistro Baguette Salami, TK, *Dr. Oetker*, 1 Port.	308	12,9	FK
Bistro Baguette Spéciale, TK, *Dr. Oetker*, 1 Port.	290	10,6	FK
Bitter Lemon, *Schweppes*, 200 ml	100	0	K
Bitter Lemon light, *Schweppes*, 200 ml	16	0	
Bitterschokolade, 70 % Kakaomasse	520	40,0	F
Black Velvet, 0,2 l	140	0	
Blätterbrezeln, *Bahlsen*	517	28,0	FK
Blätterkohl	12	0,3	BV
Blätterteig, TK, *Eismann*	404	26,2	FK
Blätterteighäppchen mit Garnelen, TK, *Costa*, 1 St., 24 g	65	4,1	EF
Blätterteigpastetchen, FP, 1 St., 75 g	213	17,3	FK
Blätterteigteilchen, 1 St., 80 g	234	13,7	FK
Blattgelatine, *Dr. Oetker*, 10 g	35	0	E
Blattspinat, gedünstet, 1 Port., 150 g	38	0,9	MV
Blattspinat mit Feta, TK, *Iglo*, 1 Port., 150 g	117	6,8	FV
Blattspinat mit Gorgonzola, TK, *Iglo*, 1 Port., 150 g	128	8,1	FV
Blaubeeren	36	0,6	MV
Blaukraut	22	0,2	MV
Blauschimmelkäse, 60 % Fett i. Tr.	428	39,1	F
Bleichsellerie	15	0,2	MV
Bleu d'Auvergne, 50 % Fett i. Tr.	358	29,6	EF
Bleu de Bresse, 50 % Fett i. Tr.	358	29,6	EF
Blockmalz	386	0	K
Bloody Mary	120	0	
Blumenkohl	22	0,3	MV
Blumenkohl, Rahm-, TK, *Iglo*	61	3,0	FV
Blumenkohl-Brokkoli-Suppe, *Knorr*, 1 Port.	123	7,5	F
Blumenkohl-Brokkoli-Suppe, *Maggi*, 1 Port.	110	5,4	F
Blunze, Blutwurst, i.D.	301	29,0	F
Blutwurst, i.D.	301	29,0	F
Bockbier, hell, untergärig, 0,5 l	310	0	K

Lebensmittel (verzehrbarer Anteil)	Kilokalorien kcal	Fett g	Nährwert
Bockwurst	277	25,3	F
Bohnen, grün	33	0,2	MV
Bohnen, weiß, *Bonduelle*	89	0,7	BE
Bohnen, weiß, getrocknet	238	1,6	BE
Bohnensalat, *Hengstenberg*	107	0,5	EK
Bohnensalat, *Kühne*	45	0,2	K
Bohnensprossen, frisch	34	0,7	M
Bolero Getränkepulver, Instant, *Eurostock*, i. D.; 100 ml fertiges Getränk	2	0	K
Bolognese, vegetarisch, Bio, *Eden*	78	2,0	E
Bolognese al Gusto, *Knorr*	75	3,0	EF
Bolognese Nudelsauce, *Bernbacher*	138	10,1	EF
Bolognesesauce, vegetarisch, *Zwergenwiese*	75	1,1	EF
Bonbel, Butterkäse, *Bel*	349	27,0	EF
Bonbel, cremig-würzig, *Bel*	318	26,0	EF
Bonbel, cremig-würzig à la Tomate & Basilikum, *Bel*	329	27,0	EF
Bonbel, Joghurt-leicht, *Bel*	267	19,0	EF
Bonbon, i.D.	388	0,3	K
Bonifaz, Steinpilze & Pfifferlinge, *Bergader*	447	43,3	EF
Bonifaz, natur, *Bergader*	447	43,3	EF
Borschtsch, Russischer, 0,25 l	100	5,0	FM
Bouillon, Rinds-, Instant, *Knorr*, 1/8 l	5	0,2	
Bounty, *Mars*, 1 St., 28,5 g	139	7,4	FK
Bounty, zartherb, *Mars*, 1 St.,	139	7,8	FK
Bounty-Eisriegel, *Mars*, 1 St., 25 ml	70	4,3	FK
Bourbon, 40 %, 4 cl	99	*	
Boursin, Knoblauch & feine Kräuter, *Bel*	405	41,0	EF
Boursin, Pfeffer, *Bel*	409	41,0	EF
Bowle, 150 ml	141	0,2	K
Boysenbeeren	37	0,3	MV
Brachse	116	5,5	EF
Brägenwurst	232	17,0	F
Brandy, 40 %, 2 cl	49	0	
Branntwein, 38 %, 2 cl	42	*	
Brasilnuss	687	68,0	FV
Brasse	116	5,5	EF
Bratapfelkuchen, BM, *Dr. Oetker*, 1 St., 140 g	343	20,2	FK
Bratensaft, Instant, *Maggi*, 1 Port., 100 ml	43	2,8	F
Bratensoße, Delikatess, Rind, *Maggi*, 1 Port., 100 ml	42	2,2	
Bratensoße, Jägersoße, *Knorr*	37	1,8	
Bratensoße Extra, *Knorr*, 1 Port., 100 ml	40	1,0	
Brathähnchen	188	9,4	EF
Brathering	204	15,2	F
Brathering, 1 St., 150 g	306	22,8	F
Brathering, *Nadler*	144	12,0	EF
Bratkartoffeln mit herzhaftem Speck, FP, *Henglein*, 1 Port., 200 g	166	3,8	K

Lebensmittel (verzehrbarer Anteil)	Kilokalorien kcal	Fett g	Nährwert
Bratkartoffeln, FP, *Pfanni*, 1 Port., 200 g	240	11,0	FK
Bratmaxe, Dicke, *Meica*, 1 St., 100 g	256	22,0	F
Bratwurst, vom Kalb, i.D.	270	25,0	F
Bratwurst, vom Schwein, i.D.	291	25,6	F
Bratwürstchen, Bio, *Alnatura*	270	23,0	EF
Brauner Zucker	386	0	K
Braunkohl	37	0,9	MV
Braunschweiger Mettwurst, i.D.	374	35,6	F
Brechbohnen, grün, fein, *Bonduelle*	26	0,4	MV
Brechbohnen, junge, TK, Bio, *Frosta*	29	0,2	MV
Bremer Pinkel	205	11,0	F
Brennnesselsaft	6	0	MV
Brezel, Blätterteig-	400	24,3	FK
Brezel, Laugen-, 1 St., 50 g	150	2,0	K
Brezeln, glutenfrei, Mais, *3 Pauly*	481	21,0	FK
Brie, 45 % Fett i. Tr.	284	22,4	F
Brie, 50 % Fett i. Tr.	342	27,9	F
Brie Royal	430	41,0	F
Bries, Kalb	99	3,4	EF
Briette, 30 % Fett i. Tr., *Striegistaler Zwerge*	211	13,0	F
Brokkoli	28	0,2	MV
Brokkoli-Cremesuppe, *Erasco*, 1 Port., 150 ml	90	4,0	F
Brokkoli-Röschen, TK, *Iglo*	29	0,8	V
Brokkolicremesuppe, *Weight Watchers*, 1 Port., 260 g	153	2,6	K
Brombeeren	44	1,0	BV
Brombeeren, Dose, abgetropft	78	0,8	BK
Brombeerkonfitüre, 1 TL	26	0	K
Brombeersaft, ungesüßt, *Eden*	34	0	
Brösel, 1 EL	54	0,3	K
Brot, s. einzelne Sorten			
Brotaufstrich Bärlauch, Bio, *Alnatura*	405	41,0	F
Brotaufstrich Cremisso, Bio, *Tartex*, i.D.	355	32,6	F
Brotaufstrich Ei, *Weight Watchers*	172	12,8	EF
Brotaufstrich Geflügel mit Früchten, *Weight Watchers*	136	8,5	EF
Brotaufstrich Hokkaido-Kürbis, Bio, *Alnatura*	187	12,7	F
Brotaufstrich, Brotzeit, Bio, *Tartex*, i.D.	211	17,0	F
Brotaufstrich Brotzeit Kräuter, Bio, *Tartex*, i.D.	210	17,0	F
Brotaufstrich Mandel-Paprika, Bio, *Eden*	156	9,5	F
Brotaufstrich Scharfe Schote, Bio, *Eden*	129	5,3	F
Brotaufstrich Thunfisch, *Weight Watchers*	194	14,2	EF
Brotaufstrich Tomate-Mozzarella, *Weight Watchers*	169	12,4	F
Brötchen, 1 St., 30 g	85	0,5	K
Brötchen aus Blätterteig, 1 St., 30 g	153	19,0	K
Brot-Mix Backmischung dunkel, glutenfrei, *Schär*	326	2,6	BK

Lebensmittel (verzehrbarer Anteil)	Kilokalorien kcal	Fett g	Nährwert
Brot-Mix Backmischung hell, glutenfrei, *Schär*	345	1,1	BK
Brotzeit-Eck, *Alpenhain*	289	21,0	EF
Brownies, BM, *Dr. Oetker*, 1 St., 43 g	176	7,7	FK
Brownies, Chocolate Chunk American Style, BM, *Ruf*	419	20,5	FK
Brühe, fett, Würfel, *Maggi*, 1/4 l	18	1,3	
Brühe, gekörnt, *Maggi*, 1/4 l	8	1,3	
Brühe, Gemüse-, Instant, *Maggi*, 1/8 l	4	0,2	
Brühe, klar, *Maggi*, 1/4 l	8	0,3	
Brühwürfel, *Maggi*, 1/4 l	8	0,5	
Brühwurst, 25 %, Dose	288	25,0	F
Brunnenkresse	19	0,3	MV
Bruschetta Olive, schwarz, Bio, *Alnatura*	435	47,0	F
Brüsseler Kohl	36	0,3	MV
Brustschinken, Puten-, *Höhenrainer*	102	1,5	E
Büchsenmilch, 7,5 % Fett	132	7,6	F
Büchsenmilch, 7,5 % Fett, 1 TL	7	0,4	F
Büchsenmilch, 10 % Fett	177	10,1	F
Büchsenmilch, 10 % Fett, 1 Tassenpkg.	14	0,8	F
Büchsenmilch, 10 % Fett, 1 TL	9	0,5	F
Buchstabensuppe, *Knorr*, 1 Port.	90	1,0	K
Buchweizen, Korn, geschält	343	1,7	EK
Buchweizen-CornFlakes, Bio, *Allos*	404	1,3	BK
Buchweizengrütze	335	1,6	EK
Buchweizengrütze, 1 EL, 20 g	67	0,3	EK
Buchweizenvollmehl	359	2,7	BK
Buchweizenvollmehl, 1 EL, 20 g	72	0,5	BK
Bückling	223	15,5	EF
Budapester Salat, *Homann*	238	20,3	F
Budapester Salat, *Nadler*	290	28,0	F
Büffelmilchkäse	288	24,4	EF
Buko, Balance, 17 % Fett, *Arla*	199	16,7	EF
Buko, Der Sahnige, *Arla*	259	25,1	F
Buko, Leicht & Fit, 9 % Fett, *Arla*	137	9,0	EF
Buko, mit mildem Ziegenkäse, *Arla*	200	16,8	E
Bulgur	344	1,8	BV
Bum Bum, Eiscreme, *Schöller*, 1 St., 72 ml	132	6,7	FK
Bündnerfleisch	186	3,5	EF
Bündnerfleisch, original, *Zimbo*	211	5,0	E
Burlander, 30 % Fett i. Tr., *Milram*	259	16,0	EF
Bürli, Ruchmehl, 1 St., 30 g	67	0,3	K
Bürzelkohl	11	0,3	V
Butaris Butterschmalz, 1 EL, 15 g	135	15,0	F
Butaris Butterschmalz	898	99,8	F
Butt, Heil-, weiß	95	1,6	E
Butter	754	83,2	F

Lebensmittel (verzehrbarer Anteil)	Kilokalorien kcal	Fett g	Nährwert
Butter, 1 EL	75	8,3	F
Butter, 1 TL	38	4,2	F
Butter, leichte, 39 % Fett, *Du darfst*	360	39,0	F
Butter, Milchhalbfett	367	39,8	F
Butter, Milchhalbfett, 1 EL	39	4,0	F
Butter, Milchhalbfett, 1 TL	19	2,0	F
Butterbaguette Kräuter, *Meggle*	318	13,6	FK
Butterblätter, *Bahlsen*	500	23,0	FK
Buttergemüse, TK, *Iglo*	90	5,3	BF
Butterhörnchen, Mini, *Harry*	357	12,0	FK
Butterkäse, 30 % Fett i. Tr.	245	15,4	F
Butterkäse, 60 % Fett i. Tr.	379	34,7	F
Butterkeks, *Leibniz*, 6. St., 30 g	131	3,6	K
Butterkeks, 30 % weniger Zucker, *Leibniz*, 6. St., 32 g	133	3,2	K
Butterkeks, glutenfrei, *Schär*, 5 St., 40 g	180	5,6	K
Butterkeks, Vollkorn, *Leibniz*, 5 St., 34 g	147	4,8	FK
Butterkeks Mini, *Leibniz*	454	14,0	K
Butterkeks Mini Choco, *Leibniz*	479	19,0	FK
Butterkuchen, TK, *Eismann*, 1 St., 58 g	222	9,7	FK
Buttermilch, mit feinen Butterflocken, *Weihenstephan*	41	0,9	E
Buttermilch, Frucht, *Müller*, i.D.	63	0,5	E
Buttermilch, reine, *Müller*	38	0,6	E
Buttermilch-Drink, *Milram*, i.D.	60	0,4	EK
Buttermilchpulver	363	6,0	E
Buttermilch-Quark, Bio, *Arla*	70	0,5	E
Butterpilz	12	0,4	MV
Butterschmalz	897	99,5	F
Butter-Stollen, *Lieken Urkorn*, 100 g	448	20,0	FK
Café au lait, *Nescafé DolceGusto*, 1 Tasse, 180 ml	40	2,0	FK
Caffè Freddo Cappuccino, *Mövenpick*, 1 Becher, 200 g	132	3,0	K
Caffè Freddo Macchiato, *Mövenpick*, 1 Becher, 200 g	168	7,4	FK
Caffè Latte Macchiato, *Emmi*	80	4,0	FK
Caffè Latte Macchiato light, *Emmi*	39	0,8	K
Calamares, ausgebacken	112	2,0	E
Calamares à la Romana, TK, *Eismann*, 1 Port., 125 g	256	13,0	FK
Calippo Cola, *Langnese*, 1 St., 105 g	90	20,5	K
Calvados, 2 cl	63	0	
Calzone Speciale, TK, *Dr. Oetker*, 1 St., 290 g	763	39,7	FK
Cambozola Balance, 70 % Fett i. Tr., *Champignon*	303	25,0	EF
Cambozola Classic, 70 % Fett i. Tr., *Champignon*	427	42,0	F

Lebensmittel (verzehrbarer Anteil)	Kilokalorien kcal	Fett g	Nährwert
Camembert, 30 % Fett i. Tr., *Weihenstephan*	211	13,0	EF
Camembert, 45 % Fett i. Tr.	284	21,3	EF
Camembert, 45 % Fett i. Tr., *Weihenstephan*	275	21,0	EF
Camembert, 55 % Fett i. Tr., *Weihenstephan*	343	29,0	EF
Camembert, 60 % Fett i. Tr.	360	32,0	EF
Camembert, leicht, 30 % Fett i. Tr., *Champignon*	211	13,0	EF
Camembert, Rahm, 55 % Fett i. Tr., *Champignon*	333	28,0	EF
Campari, 5 cl	63	0	
Campino Früchte-Joghurt, *Storck*, 1 St., 4,1 g	16	0,2	K
Canderel, Streusüße, *Canderel*, 1 TL, 0,5 g	2	0	
Cantaloupemelone	22	0,1	MV
Cantuccini Selection, Bio, *Alnatura*	446	19,1	FK
Cappelloni Kürbis & Ricotta, *Hilcona*, 1 Port., 250 g	430	10,0	FK
Cappelloni Ricotta & Bärlauch, *Hilcona*, 1 Port., 250 g	439	12,5	FK
Cappelloni Ricotta & Basilikum, *Hilcona*, 1 Port., 250 g	407	9,0	K
Cappelloni Spinat, Käse & Pinienkerne, Vollkorn, *Hilcona*, 1 Port., 250 g	526	20,0	FK
Cappuccino, cremig zart, *Nestlé*, 150 ml	54	1,1	K
Cappuccino, Instant, *Jacobs*, 10 g für 1 Tasse	42	1,1	
Choco cappucino, typ Vanille, *Jacobs* 12,5 g für 1 Tasse	51	1,3	K
Capri, Eis, *Langnese*, 1 St., 58 g	53	0,5	K
Caprice des Dieux, 60 % Fett i. Tr., *Edelweiß*	347	31,0	F
Caramac, *Nestlé*, 1 Riegel	174	11,0	FK
Caramel-Töpfli, *Emmi*, 1 Becher, 150 g	209	6,8	K
Carbonara al Gusto, FP, *Knorr*	122	10,0	F
Caretta-Orange, *Schöller*, 1 St., 55 ml	56	0,1	K
Carissa (Natalpflaume)	78	1,1	V
Caro Malzkaffee, ohne Milch und Zucker, *Nestlé*, 1 Tasse, 2,2 g + 120 ml	8	0	
Cashewkerne, *Lorenz*	618	50,0	F
Cashewkerne, geröstet, gesalzen, Bio, *Naturata*	590	42,2	F
Cashewkerne ohne Salz, *Ültje*	620	49,0	FV
Cassavastärke, 1 EL	52	+	K
Cassis, 2 cl	65	0	
Celebrations, *Mars*, 1 St., 10 g	49	2,5	FK
Cenofix, Feinwürzmittel, Bio, *Cenovis*, 1 EL, 15 g	24	0,2	K
Cervelatwurst, i.D.	394	34,8	F
Chablis, 0,25 l	167	0	
Chai Latte, Classic, *Emmi*	53	1,0	K

Lebensmittel (verzehrbarer Anteil)	Kilo-kalorien kcal	Fett g	Nährwert
Champagner, Brut	67	0	
Champagner, Demi-sec	124	0	
Champagner, Extra dry	70	0	
Champagner, Sec	90	0	
Champagner-Cocktail, 5 cl, i.D.	60	0	
Champagner-Kraut, *Hengstenberg*	32	‹ 0,5	BV
Champignon	13	0,5	BM
Champignon, Dose	14	0,5	BE
Champignon, gegrillt, pikant, *Kattus*	74	5,5	F
Champignoncreme-suppe, *Knorr*, 1 Port., 250 g	113	6,8	F
Champignoncreme-suppe, für Genießer, *Maggi*, 1 Port., 250 ml	105	3,8	FK
Chartreuse, gelb, 40 %, 2 cl	60	0	
Chavroux, Weichkäse aus Ziegenmilch, 45 % Fett i. Tr., *Edelweiß*	309	25,0	F
Chayote	27	0,1	V
Cheddar, 50 % Fett i. Tr.	393	32,2	F
Chef-Frites, TK, *McCain*	169	5,5	K
Cherimoya (Anone)	62	0,3	V
Cherry Brandy, 30 %, 2 cl	61	0	
Chester, 50 % Fett i. Tr.	394	32,4	EF
Chiasamen, *Govinda*	456	33,7	EF
Chicken-Sticks, TK, *Iglo*, 1 St.	62	2,9	EF
Chicorée	16	0,2	MV
Chili-Bratling, Bio, *Verival*, 1 St.	204	8,6	EF
Chili con Carne, Eintopf, *Erasco*, 1 Port., 400 g	360	10,0	EK
Chili con Seitan, Tex Mex, *Danival*	74	1,0	K
Chilisauce, *Bamboo Garden*	103	0,5	K
Chili, Hot-, Grill- und Würzsauce, *Naturata*	154	0,1	K
China Chicken, Hähnchen süss-sauer & Mie-Nudeln, *Apetito*, 1 Port., 350 g	464	7,4	EK
Chinakohl	13	0,3	MV
Chinamorcheln, getr.	100	3,0	E
Chinarollen, Luxus-, TK, *Eismann*, 1 St., 150 g	254	10,4	FK
Chinesisch süß-sauer Sauce, Pikant, *Uncle Ben's*, 1 Port., 133 g	141	0,4	K
Chinesische Pfanne, TK, *Iglo*	38	‹ 0,5	KMV
Chinesischer Gemüse-topf, *Erasco*, 1 Port.	84	0,8	MVK
Chips	557	39,4	FK
Chips, 1 Port., 30 g	167	11,8	FK
Chipsletten, gesalzen, *Lorenz*, 1 Port., 30 g	164	9,9	FK
Choc Ovo, *Ovomaltine*, 1 Riegel, 20 g	86	2,6	K
Choclait Chips Classic, *Nestlé*, i.D.	507	25,8	FK
Choco Crossies Classic, *Nestlé*	515	26,6	FK
Choco Krispies, *Kellogg's*, 1 Port. (30 g + 125 ml fettarme Milch)	188	3,0	K
Choco Tresor Nougat, *Kellogg's*, 1 Port. (30 g + 125 ml fettarme Milch)	205	6,3	FK

Lebensmittel (verzehrbarer Anteil)	Kilokalorien kcal	Fett g	Nährwert
Choco-Balls, Bio, *Eden*	400	4,2	K
Chocolate Mint, Likör, 27 %, 2 cl	64	0	
Chocolate O's, glutenfrei, *Glutano*, 1 St.	48	2,3	FK
Chokini, *Bahlsen*	487	23,0	FK
Chop Suey, *Weight Watchers*, 1 Port., 400 g	324	2,0	EK
Christstollen, echter Dresdner, *Dr. Quendt*	410	19,6	FK
Chutney, 1 EL	42	0	K
Ciabatta rustica zum Fertigbacken, *Harry*	255	3,6	BK
Ciabatta zum Fertigbacken, glutenfrei, *Schär*, 1 St., 50 g	107	0,9	BK
Cini-Minis, *Nestlé*, 1 Port. (30 g + 125 ml fettarme Milch)	184	4,9	K
Clementine	46	0,3	V
Clementine, 1 St., 40 g	18	0,1	V
Club Mate Cola, 0,33 l, *Brauerei Loscher*	132	0	K
Clusters, Mandel, *Nestlé*, 1 Port. (40 g + 125 ml fettarme Milch)	218	5,0	K
Coca-Cola, 0,25 l	105	0	K
Coca-Cola light, 0,25 l	0	0	
Cocktaildressing, frisch, *Weight Watchers*	61	0,1	K
Cocktailkirsche, 1 St.	8	‹ 0,01	K
Cocktailsauce, *Kühne*	289	24,0	F
Cocktailwürstchen, 1 St., 10 g	30	2,8	F
Cognac, 40 %, 2 cl	47	0	
Cointreau, 40 %, 2 cl	47	0	
Cola-Fläschchen, *Haribo*	343	‹ 0,5	K
Cola-Mix, Limonade, *Krumbach*	38	0	K
Cola-Rum	154	0	K
Cola-Schlangen Sour Snup, *Haribo*	343	‹ 0,5	K
Color-Rado, *Haribo*, i.D.	358	2,2	K
Comtess-Kuchen, *Bahlsen*, i.D.	450	24,0	FK
Cookies Chocolate Mountain, Classic, *Griesson*, 1 St.	100	5,0	FK
Corned beef, deutsch	141	6,0	EF
Cornetto Bottermelk Zitrone, *Langnese*, 1 St.	207	9,5	FK
Cornetto Choc'n'Ball, *Langnese*, 1 St.	358	21,0	FK
Cornetto Erdbeer, *Langnese*, 1 St.	198	8,3	FK
Cornflakes, *Kellogg's*, 1 Port. (30 g + 125 ml fettarme Milch)	134	2,2	K
Cornflakes, Crunchy Nut, *Kellogg's*, 1 Port. (30 g + 125 ml fettarme Milch)	239	5,4	K
Cornflakes, glutenfrei, *Glutano*	371	1,0	K
Cornichons, *Specht*	21	0,2	
Cornichons, klein, 1 St.	2	+	
Corny free Müsliriegel, *Schwartau*, 1 St., i.D.	68	2,1	K
Corny Milch Müsliriegel, Classic, *Schwartau*, 1 St.	134	5,8	FK

Lebensmittel (verzehrbarer Anteil)	Kilo-kalorien kcal	Fett g	Nährwert
Corny Müsliriegel, Schoko, *Schwartau*, 1 St.	114	4,4	FK
Cottage Cheese	81	2,9	EF
Country Potatoes Classic, TK, *McCain*	141	5,0	FK
Courgettes	19	0,4	MV
Couscous, Bio, *Alnatura*	350	1,8	EK
Couscous mit Früchten nach Art Orient, *Dr. Oetker*, 1 Port., 220 g	279	4,0	K
Couscous Oriental, TK, *Frosta*	114	3,3	K
Crack & Taste, Crackers Delicate Meersalz, *Wasa*, 1 Scheibe	130	3,9	K
Cracker	379	14,0	FK
Cranberries, getr., Bio, *Naturata*	315	1,0	BK
Cranberry, frisch	46	0,4	MV
Crazy Curry, Rotes Thaicurry mit Reis, *Apetito*, 1 Port., 350 g	653	29,8	FK
Crema Balsamico, *Hengstenberg*, i. D.	190	0	K
Crema con Aceto Balsamico, Origin, Bio, *Alnatura*	242	0	K
Crème Brûlée, *Dr. Oetker*, 1 Port.	270	16,1	FK
Crème de Cacao, 27 %, 2 cl	57	0	
Crème de Grand Marnier, 17 %, 2 cl	67	0	
Crème de Menthe, 30 %, 2 cl	75	0	
Crème double, *Dr. Oetker*, 1 EL, 20 g	80	10,5	F
Crème fraîche, *Dr. Oetker*, 1 EL, 25 g	74	7,5	F
Crème fraîche Kräuter, *Dr. Oetker*, 1 EL, 25 g	71	7,0	F
Crème fraîche légère, *Dr. Oetker*, 1 EL, 25 g	42	3,8	F
Creme Stracciatella, FP, *Dr. Oetker*, 1 Port.	111	2,7	K
Creme-Dessert, Schokolade, *Natreen*, 1 Port., 69 g	56	2,4	FK
Cremefine zum Kochen, 15 % Fett, *Rama*, 100 ml	25	2,5	F
Cremequark, Erdbeer/Kirsch, *Ehrmann*	101	3,0	K
Cremissimo Bourbon-Vanille, Leichter Genuss, *Langnese*	166	4,4	K
Cremissimo Eierlikör-Vanille, *Langnese*	210	9,0	FK
Cremissimo Stracciatella, *Langnese*	210	9,0	FK
Cremissimo Walnuss, *Langnese*	224	9,9	FK
Cremisso, Aufstrich, Bio, *Tartex*, i.D.	345	33,0	FK
Crevetten	87	0,9	E
Crispini Crunchy Choco, *Bahlsen*	518	29,0	FK
Crispy Chicken, TK, *Iglo*, 1 St.	251	13,0	EF
Croissant, Butter-, *Kamps*, 1 St., 75 g	291	16,0	FK
Crunchips, Paprika, *Lorenz*, 1 Port., 30 g	161	9,9	FK
Cuba libre	162	0	K
Cuja Mara Split, *Langnese*, 1 St.	94	3,0	FK

Lebensmittel (verzehrbarer Anteil)	Kilokalorien kcal	Fett g	Nährwert
Culinesse, Pflanzencreme, *Rama*	670	74,0	F
Cumberland Sauce, 1 EL	45	0	K
Cupcake, Himbeer-Schoko, BM, *Dr. Oetker*, 1 St.	257	17,2	FK
Curacao blue, 30 %, 2 cl	75	0	
Curry Cremessupe, Feinschmecker, *Knorr*, 100 ml	52	3,2	FK
Curry-Hähnchensalat, exotischer, *Du darfst*	146	7,7	EF
Curryhuhn, *Du darfst*, 1 Port., 375 g	405	4,9	EK
Curry-Ketchup, *Heinz*	109	0,2	K
Curry-King XXL, *Meica*, 1 Port.	840	56,0	FK
Curry-Mango-Sauce, *Heinz*	348	29,0	FK
Currypulver, 1 TL	8	0,3	
Curry-Sesam, vegetarische Pastete, *Granovita*	219	17,0	F
Currysoße, Delikatess, *Maggi*, 1 Port., 100 ml	51	2,6	FK
Curuba, Taxo (Frucht)	63	0,4	V
Cyclamat	0	0	
Cynar, *Campari*, 4 cl	100	0	
Daiquiri, 15 cl	113	0	
Damhirsch	116	2,5	E
Danablu, Rahmstufe, *Castello*	341	29,0	EF
Danbo, 45 % Fett i. Tr.	330	27,0	EF
Danone Family Joghurt, Frucht, 1 Becher, i.D.	118	3,6	K
Danone Family Joghurt, Stracciatella, 1 Becher	138	4,8	K
Dany Sahne, Bourbon Vanille, *Danone*, 1 Becher	153	7,0	FK
Dany Sahne, dunkle Schokolade, *Danone*, 1 Becher	161	8,3	FK
Dany Sahne, Schoko, *Danone*, 1 Becher	158	7,4	FK
Dany Sahne, Schoko-Vanille, *Danone*, 1 Becher	155	7,2	FK
Danziger Goldwasser, 38 %, 2 cl	75	0	
Dattel, frisch	280	0,5	MV
Dattel, frisch, 1 St., 15 g	42	0,1	MV
Dattel, getr.	276	0,5	BK
Dattel, getr., 1 St., 7 g	19	0	BK
Dattel, getr., entsteint, Bio, *Alnatura*	290	0,4	BK
Dattelmark, 1 EL	40	+	K
Dauerhefe, 7 g	20	0,1	
Debreziner, Puten-, *Höhenrainer*	209	15,0	F
Deit Citrus, Diätlimonade, 0,2 l	2	0	
Deit Orange, Diätlimonade, 0,2 l	6	0	
Dekor Konfetti, *Dr. Oetker*	415	5,5	K
Delicate Thin Crisp, Rosmarin & Salz, *Wasa*, 1 Scheibe	34	0,9	K
Delicate Thin Crisp, Sesam, *Wasa*, 1 Scheibe	36	1,1	K
Dessertsoße, Frucht, *Schwartau*, i.D., 6 Sorten	285	0,7	K

Lebensmittel (verzehrbarer Anteil)	Kilo-kalorien kcal	Fett g	Nährwert
Dessertsoße ohne Kochen, Bourbon-Vanille, *Dr. Oetker*	95	1,6	K
Dessertsoße ohne Kochen, Vanille-Geschmack, *Dr. Oetker*, 1 Port.	69	1,2	K
Dessertsoße zum Kochen, Vanille-Geschmack, *Dr. Oetker*, 1 Port.	115	2,0	K
Dessertwein, 5 cl	80	*	
Deutschländer Würstchen, *Meica*, 1 St., 55 g	126	10,5	F
Dextro Energy, 1 Täfelchen, 5,75 g	21	+	KM
Dezaley, 0,25 l	166	0	
Diät-Konfitüre, 1 TL, i.D.	20	+	K
Diät-Kurmolke, Bio, *Heirler*	32	0,1	EK
Dickmilch, 3,5 % Fett	64	3,5	EF
Dickmilch, entrahmt	32	0,1	E
Dickmilch, mit Frucht, 3,5 % Fett	95	3,1	EK
Dickmilch, mit Frucht, fettarm	83	1,0	E
Dickmilch, Sahne-, mit Frucht	144	9,0	EF
Dill, frisch	54	0,8	V
Dillgurke	14	0,1	
Dillhappen, mit Joghurt, *Nadler*	217	15,8	EF
Dill-Sahne-Sauce, *Thomy*	77	5,8	F
Dinkel, gepufft, Bio, *Alnatura*	374	2,1	K
Dinkelbrezeln Sesam, Bio, *Alnatura*	404	8,6	K
Dinkelbrötchen, 1 St., 50 g	113	1,7	K
Dinkelchen, mit Vollmilchschokolade, *Dr. Quendt*, 1 Pkg., 85 g	404	17,0	FK
Dinkelchen, mit Zartbitterschokolade, *Dr. Quendt*, 1 Pkg., 85 g	398	16,6	FK
Dinkel-Cracker, Natur, Bio, *Alnatura*, 1 St., 5 g	21	0,6	BK
Dinkel-Cracker, Sesam, Bio, *Alnatura*, 1 St., 5 g	22	0,8	FK
Dinkel-Crunchy, Bio, *Alnatura*	426	12,5	K
Dinkel-Drink, Natur, Bio, *Alnatura*	42	1,5	K
Dinkelflakes, Bio, *Alnatura*	370	2,5	BK
Dinkelflocken, Großblatt, Bio, *Alnatura*	353	2,6	BK
Dinkelgrünkernbrot, Bio, *Alnatura*	193	1,4	BK
Dinkel-Hafer-Taler, Vollkorn, *3 Pauly*	500	25,0	FK
Dinkel-Joghurt-Taler, Bio, *Sonnentor*, 1 Pkg., 50 g	246	11,7	FK
Dinkel-Kakao-Poppies, Bio, *Allos*	381	4,5	K
Dinkelkeks, Vollkorn, *3 Pauly*	490	23,0	FK
Dinkelkleie, Bio, *Alnatura*	267	4,7	BM
Dinkel-Knusper-Taler, Vollmilch, Bio, *Alnatura*	566	38,7	FK
Dinkelmehl, Type 1050, Bio, *Alnatura*	344	1,8	BK

Lebensmittel (verzehrbarer Anteil)	Kilokalorien kcal	Fett g	Nährwert
Dinkelmehl, Type 630, Bio, *Alnatura*	344	1,3	K
Dinkel-Muffins Schoko, BM, Bio, *Bauck-Hof*	405	5,5	K
Dinkel-Schoko-Kekse, Bio, *Alnatura*	491	25,3	FK
Dinkel-Spaghetti, Bio, *Alnatura*	350	1,2	EK
Dinkel-Spaghetti, roh, Bio, *3 Pauly*, Vollkorn	347	3,0	K
Dinkelstangen, Sesam, Bio, *Alnatura*	426	13,6	BK
Dinkeltaler Apfel-Zimt, Bio, *Sonnentor*, 1 Pkg., 60 g	229	1,0	K
Dinkel-Vollkornbrot, *Lieken Urkorn*, Kloster-Brot 1 Scheibe, 71 g	140	0,9	BK
Dinkelvollkornmehl, Bio, *Alnatura*	341	2,7	BK
Dinkelwaffel, ungesalzen, Bio, *Dennree*	337	3,0	K
Dinkelwaffeln mit Amaranth, Hildegard, Bio, *Sonnentor*	375	2,5	K
Dinkelwaffeln Zartbitter, Hildegard, Bio, *Sonnentor*	469	21,4	FK
Dinkel-Zwieback, Vollkorn, *3 Pauly*	414	12,0	BK
Dino Kids, Vollkorn, *3 Pauly*	455	19,0	FK
Dip Hot Cheese, *Chio*	144	8,6	FK
Dip Hot Salsa, *Chio*	119	0,2	K
Domino, Eiscreme, *Langnese*, 1 St., 50 g	128	8,0	FK
Dominosteine, Dresdner Marzipan-, Bio, *Dr. Quendt*	401	13,8	FK
Donauwellen-Torte, TK, *Coppenrath & Wiese*, 1 St., 91,5 g	303	18,2	FK
Donut, 1 St.	393	19,0	FK
Doppelbockbier, dunkel, 0,3 l	222	0	K
Doppeldecker, Himbeerpudding & Vanillasoße/ Waldmeisterpudding & Vanillasoße, *Müller*	91	1,3	K
Doppeldecker, Schokopudding & Vanillasoße, *Müller*	103	2,9	K
Doppelkeks, glutenfrei, *Glutano*, 1 St., 13,8 g	67	2,9	FK
Doppelkorn, 38 %, 2 cl	42	0	
Doppelrahmfrischkäse, i.D.	340	31,5	F
Doppelwacholder, 38 %, 2 cl	42	0	
Doradenfilet	138	6,8	E
Dörrobst, gemischt	225	0,7	BK
Dörrzwetschgen	222	0,6	BK
Dorsch	77	0,7	E
Dorsch, getr.	339	2,5	E
Dorsch in Senfsoße, TK, *Eismann*, 1 Port., 250 g	220	9,3	E
Dorschrogen, frisch	125	3,2	E
Dosenmilch, 4 % Fett	111	4,1	
Dosenmilch, 4 % Fett, 1 TL	6	0,2	
Dosenmilch, 7,5 % Fett	132	7,6	F
Dosenmilch, 7,5 % Fett, 1 TL	7	0,4	F
Dosenmilch, 10 % Fett	177	10,1	F
Dosenmilch, 10 % Fett, 1 Tassenpkg.	14	0,8	F

Lebensmittel (verzehrbarer Anteil)	Kilo-kalorien kcal	Fett g	Nährwert
Dosenmilch, 10 % Fett, 1 TL	9	0,5	F
Dosenwürstchen, i.D.	306	28,3	EF
Dreikornbrot, glutenfrei, *Glutano*, 1 Scheibe, 40 g	82	0,8	BK
Dresdner Stollen	389	17,6	FK
Drops, i.D.	388	0,3	K
Drops, s.a. Produktnamen			
Dubonnet, 5 cl	60	0	
Duettini, gefüllt mit Kakaocreme, Bio, *Allos*	508	25,0	FK
Duetto mit Zartbittercreme, Bio, *Allos*	507	26,0	FK
Duplo, *Ferrero*, 1 St., 18,2 g	101	6,1	FK
Durian	141	1,8	MV
Ebereschenfrucht	85	2,0	V
Edamer, 30 % Fett i. Tr.	254	16,2	F
Edamer, 30 % Fett i. Tr., 20 g	51	3,2	F
Edamer, 40 % Fett i. Tr., 100 g, *Du darfst*	318	23,4	EF
Edamer, 45 % Fett i. Tr.	357	28,3	EF
Edelbitterschokolade, 70 % Kakaomasse	520	40,0	FK
Edelbitterschokolade, 70 % Kakaomasse, 1 Kästchen	26	2,0	FK
Edelcreme, Kräuter, *Adler*, 100 g	290	26,0	EF
Edelcreme, mit Emmentaler, *Adler*	295	26,0	EF
Edelcreme, Sahne, *Adler*	293	26,0	EF
Edelhefe, *Dr. Ritter*, 1 EL	51	0,6	MV
Edel-Marzipan-Brot, *Zentis*	459	22,0	FK
Edelpilzkäse, 60 % Fett i. Tr.	355	29,8	F
Edelpilzsauce, FP, *Steinhaus*	157	14,0	F
Edelpilzsauce, Feinschmecker, *Knorr*	77	5,2	F
Edelzwicker, 0,25 l	150	0	
Egerlinge	22	0,3	BE
Eggnogg, 1 Glas	340	19,0	FK
Ei, 1 St., 55-60 g, *Hühner*	81	5,9	EF
Eichblattsalat	14	0,3	V
Eierfrucht, 1 St., 250 g	43	0,5	BM
Eiergrog, 1 Glas, 150 g	224	3,8	
Eierlikör, 20 %, 2 cl	53	1,4	
Eiermuschelsuppe, *Maggi*, 1 Port., 250 ml	40	0,4	K
Eiernudeln, 7 Hühnchen, *Birkel*	358	2,0	EK
Eierpflaume	63	0,2	V
Eiersalat mit Lauch und Zwiebeln, *Nadler*, 100 g	250	21,6	F
Eiersalat mit Schnittlauch, *Homann*	221	18,5	F
Ei-Ersatz, glutenfrei, *3 Pauly*, 100 g	476	25,4	FK
Eierschwammerl	15	0,5	BM
Eierschwammerl, Dose	16	0,7	B
Eierspätzle, *Bürger*	170	3,7	K
Eierspätzle, Bio, *Hilcona*	150	1,2	K
Eierspätzle, TK, *Eismann*	146	1,2	K
Eierteigwaren, i.D.	354	2,8	K
Eierteigwaren, s.a. Nudeln			

Lebensmittel (verzehrbarer Anteil)	Kilokalorien kcal	Fett g	Nährwert
Eigelb, mittelgroß, 19 g	67	6,1	F
Eiklar, mittelgroß, 33 g	16	0	E
Einmachhilfe, *Dr. Oetker*	300	0	K
Eipulver, Trockenvollei, 1 EL, 10 g	57	4,2	F
Eisbein, hinteres	185	12,2	EF
Eisbein, vorderes	215	12,0	EF
Eisbergsalat	13	0,2	V
Eiscreme Choc, *Eismann*	277	20,7	FK
Eiscreme Chocolat Chips, *Mövenpick*	204	8,0	FK
Eiscreme Crème Brûlée, *Mövenpick*	206	8,8	FK
Eiscreme Cremissimo Bourbon-Vanille, Leichter Genuss, *Langnese*	166	4,4	K
Eiscreme Cremissimo Eierlikör-Vanille, *Langnese*	210	9,0	FK
Eiscreme Cremissimo Schwarzwälder Kirsch, *Langnese*	200	8,0	FK
Eiscreme Cremissimo Stracciatella, *Langnese*	210	9,0	FK
Eiscreme Cremissimo Walnuss, *Langnese*	224	9,9	FK
Eiscreme Erdbeer-Sahne, *Mövenpick*	201	8,0	FK
Eiscreme, Frucht-, 1 Kugel, 75 g	60	0,1	K
Eiscreme Maple Walnuts, *Mövenpick*, 100 g	263	15,0	FK
Eiscreme, Milch-, 1 Kugel, 75 g	95	2,3	K
Eiscreme, Sahne-, 1 Kugel, 75 g	165	12,8	FK

Lebensmittel (verzehrbarer Anteil)	Kilokalorien kcal	Fett g	Nährwert
Eiscreme Schokolade, 1 Kugel, 75 g	143	7,2	FK
Eiscreme Schwarzwälder Kirsch, *Mövenpick*	214	9,0	FK
Eiscreme, Vanille-, 1 Kugel, 75 g	165	12,8	FK
Eiscremetüte Maple Walnuts, *Mövenpick*, 1 St., 90 g	290	17,0	FK
Eiscremetüte Schwarzwälder Kirsch, *Mövenpick*, 1 St., 95 g	255	11,0	FK
Eiskaffee, 0,2 l	216	17,0	FK
Eiskaffee Frappé, zubereitet mit fettarmer Milch, *Nestlé*, 14 g, Pulver	147	3,2	K
Eismeer-Krabben	87	1,4	E
Eisschokolade, 0,2 l	630	38,0	FK
Eistee	30	0	K
Eistee, Zitrone, *Adelholzener*	17	‹0,5	
Eistüte, gewickelt, *Tekrum*, 1 St.	57	0,7	K
Eiswaffel Noch eine, *Bahlsen*	495	22,0	FK
Eis-Waffelherzen, *Tekrum*, 1 St.	13	0,2	K
Eiswaffeltüte, 1 St., i.D.	40	1,0	K
Eiswein, 0,25 l	245	0	K
Eiweiß, mittelgroß, 33 g	16	0	E
Eiweiß-Konzentrat 85, Bio, *Dr. Ritter*	359	1,0	E
Eliche, Nudeln, *Buitoni*	356	1,9	K
Elisenlebkuchen	412	20,0	FK
Elisenlebkuchen, Schokolade	485	28,0	FK

Lebensmittel (verzehrbarer Anteil)	Kilokalorien kcal	Fett g	Nährwert
Emmentaler, 45 % Fett i. Tr.	400	31,4	EF
Emmentaler, Allgäuland, 45 % Fett i. Tr., *Arla*	378	29,8	EF
Endiviensalat	14	0,2	MV
Ente	227	17,2	EF
Entenfleisch, *Du darfst*, 1 Port., 400 g	280	9,2	E
Entenpastete	306	23,0	F
Entrecôte	130	4,5	EF
Erbsen, Dose, abgetropft	51	0,5	B
Erbsen, grün	81	0,5	BV
Erbsen, Hülsenfrucht, roh	59	0,2	BV
Erbsen, junge, TK, Bio, *Frosta*	81	0,8	EV
Erbsen, sehr fein, *Bonduelle*	86	0,7	BV
Erbsen mit Möhrchen, zart u. fein, *Bonduelle*	47	0,6	BV
Erbseneintopf, Supperia, *Buss*	100	3,0	BK
Erbseneintopf Hubertus, *Erasco*, 1 Port., 400 g	356	8,8	BK
Erbsenglück, *Meica*	100	5,0	EF
Erbsentopf mit Speck, *Maggi*, 1 Dose, 340 g	299	12,0	FK
Erbswurst gelb mit Speck, *Knorr*, 1 Port., 250 ml	78	2,5	K
Erdäpfel	68	0,1	KV
Erdartischocke (Topinambur)	30	0,4	KV
Erdbeer-Amaranth-Müsli, Bio, *Alnatura*	368	5,6	K

Lebensmittel (verzehrbarer Anteil)	Kilokalorien kcal	Fett g	Nährwert
Erdbeerbowle, 0,25 l, i.D.	198	0	K
Erdbeere	32	0,4	V
Erdbeere, Dose	70	0,2	
Erdbeere, TK	33	0,4	V
Erdbeersaft, *Pago*	50	< 0,5	KV
Erdbeer-Sahne-Rolle, *Coppenrath & Wiese*	244	10,2	FK
Erdbeertomate	72	1,1	V
Erdnuss	564	48,1	FV
Erdnuss Flippies, *funny-frisch*, 1 Port., 30 g	149	7,2	FK
Erdnussbutter	630	50,0	EF
Erdnusscreme, 1 TL	63	5,0	EF
Erdnusscreme mit Stückchen, Bio, *Alnatura*	645	56,0	F
Erdnüsse, geröstet und gesalzen, *Lorenz*, 1 Port., 30 g	186	15,0	F
Erdnüsse, in der Schale, Bio, *Naturata*	607	48,1	EF
Erdnüsse, würzig-pikant, *Lorenz*, 1 Port., 30 g	183	15,0	F
Erdnüsse pikant gewürzt, ohne Fett geröstet, *Ültje*, 1 Port., 30 g	177	14,0	F
Erdnusslocken, Classic, *Lorenz*, 1 Port., 30 g	150	7,2	FK
Erdnusslocken, Classic leicht, *Lorenz*, 1 Port., 30 g	136	5,1	FK
Erdnussmus, *Granovita*, 1 TL	62	4,6	EF
Erdnussöl, 1 EL, 10 g	88	10,0	F
Erdnussöl, *Vitaquell*	819	91,0	F

Lebensmittel (verzehrbarer Anteil)	Kilokalorien kcal	Fett g	Nährwert
Erfrischungs-Sticks, *Griesson*, 1 St., 5 g	20	0,5	K
Escorial grün, 56 %, 2 cl	78	0	
Eselsmilch, 0,25 l	104	2,5	E
Eskariol	14	0,2	MV
Espresso	2	0	
Espresso mit Zucker, 1 Tasse	26	0	K
Espressobohnen, schokoliert, zartbitter, Bio, *Alnatura*	532	40,8	FK
Esrom Classic, *Arla*	323	25,0	EF
Esrom Leicht, *Arla*	250	15,0	EF
Essig, 1 EL, 10 g	2	0	
Essig, 6 % Säure	19	0	
Esskastanien	196	1,9	B
Esskastanien, 8 St.	94	0,9	B
Estragon, gehackt, 1 EL	3	0,1	V
Eszet-Schnitten, Vollmilch, *Stollwerck*	529	29,8	FK
Euka Menthol, *Storck*, 1 St.	17	0,1	K
Exportbier, hell, 0,5 l	235	0	K
Express-Reis Chinesisch, *Uncle Ben's*, 1 Pkg., 250 g	406	6,8	K
Express-Reis Mediterran, *Uncle Ben's*, 1 Pkg., 250 g	428	8,2	K
Express-Reis Risi Bisi, *Uncle Ben's*, 1 Pkg., 250 g	376	4,0	K
Express-Reis Spitzen-Langkorn, *Uncle Ben's*, 1 Pkg., 250 g	352	2,2	K
Fadennudeln	359	3,0	K
Falafel, Bio, *Alnatura*	346	6,3	E

Lebensmittel (verzehrbarer Anteil)	Kilokalorien kcal	Fett g	Nährwert
Family Joghurt, Erdbeer, *Danone*, 1 Becher	118	3,6	FK
Fanblock, *Kamps*, 1 St.	409	7,5	K
Fanta Orange, *Coca-Cola*, 0,25 l	95	0	K
Fantasia Knusper, Schoko-Flakes, *Danone*, 1 Becher, 105 g	161	8,7	FK
Farfalle, *Buitoni*	350	1,9	K
Farinzucker	388	0	K
Farmers-Gemüse, Feld Frisch Rohgemüse TK, *Iglo*	40	0,7	MV
Fasan, mit Haut	154	6,6	EF
Favorel, 45 % Fett i. Tr.	339	28,0	EF
Federkohl	37	0,9	BV
Feige, frisch	63	0,5	MV
Feige, frisch, 1 St., 60 g	38	0,3	MV
Feige, getr.	250	1,3	BK
Feige, getr., 1 St., 15 g	37	0,2	BK
Feige, kandiert	296	0,2	K
Felchen	100	3,2	E
Feldsalat	14	0,4	MV
Fenchel	19	0,3	MV
Ferrero Küsschen, 1 St., i.D., 8,9 g	56	4,2	FK
Festtagssuppe, *Buss*	49	3,0	FK
Feta, Bio, *Alnatura*	239	18,8	EF
Fettuccine Fisch & Shrimps, TK, *Frosta*	105	3,0	EK
Feuertopf, *Erasco*, 1 Port., 400 g	312	8,8	E
Feuerzangenbowle, 0,2 l	334	0	K
Filegro in Kräutersauce, TK, *Iglo*, 1 Port., 125 g	145	7,1	EF
Filegro Müllerin Art, TK, *Iglo*, 1 Port., 125 g	225	11,5	EF

Lebensmittel (verzehrbarer Anteil)	Kilokalorien kcal	Fett g	Nährwert
Fineo, Genießer-Braten Italiano, *Zimbo*	102	2,0	E
Fineo, Salami italiano, *Zimbo*	307	25,0	EF
Fischfilet Limanda Aspera, TK, *Eismann*, 1 Port., 150 g	209	9,2	EF
Fischfrikadelle, paniert, TK	129	3,6	FK
Fischstäbchen, TK, *Eismann*, 1 Port., 150 g	289	12,8	EF
Fischstäbchen, TK, *Iglo*, 1 St.	58	2,3	EF
Fisolen	30	0,2	MV
Fit & aktiv Drink, pur, *Bauer*	77	1,8	EK
Fit Apfel-Zitrone, *Gerolsteiner*	20	+	KV
Fitness, *Nestlé*, 1 Port. (30 g + 125 ml fettarme Milch)	171	2,5	K
Fitness Chocolate, *Nestlé*, 1 Port. (30 g + 125 ml fettarme Milch)	179	4,0	K
Fitness Fruits, *Nestlé*, 1 Port. (40 g + 125 ml fettarme Milch)	205	3,1	K
Fix & frisch für Bologneser Gratin, *Maggi*, 1 Port.	558	30,0	FK
Fix & frisch für Brokkoligratin, *Maggi*, 1 Port.	250	14,0	FK
Fix & frisch für Chili con Carne, *Maggi*, 1 Port.	423	24,0	FK
Fix & frisch für Chinapfanne Chop Suey, *Maggi*, 1 Port.	324	13,0	FK
Fix & frisch für Gulasch, *Maggi*, 1 Port.	239	11,8	FK

Lebensmittel (verzehrbarer Anteil)	Kilokalorien kcal	Fett g	Nährwert
Fix & frisch für Gyros, *Maggi*, 1 Port.	422	25,0	EF
Fix & frisch für Hackbraten, *Maggi*, 1 Port.	412	28,0	FK
Fix & frisch für Käsespätzle, *Maggi*, 1 Port.	489	16,0	K
Fix & frisch für Lasagne, *Maggi*, 1 Port.	826	51,9	FK
Fix & frisch für Nudel-Schinken-Gratin, *Maggi*, 1 Port.	580	28,0	FK
Fix & frisch für Ofen-Spirelli alla Mamma, *Maggi*, 1 Port.	611	34,0	EK
Fix & frisch für Ofen-Tortelloni alla panna, *Maggi*, 1 Port.	506	23,0	FK
Fix & frisch für Rouladen, *Maggi*, 1 Port.	326	13,0	EF
Fix & frisch für Schweinebraten, *Maggi*, 1 Port.	187	5,2	E
Fix & frisch für Seelachs in Kräutersahne, *Maggi*, 1 Port.	604	43,0	EF
Fix & frisch für Spaghetti Napoli, *Maggi*, 1 Port.	376	5,4	K
Fix & frisch für ungarisches Gulasch, *Maggi*, 1 Port.	267	15,0	EF
Fix für Geschnetzeltes Toskana, *Knorr*, 1 Port.	290	18,0	FK
Fix für Sauerbraten, *Knorr*, 1 Port.	200	9,0	FK
Fix für Schweinebraten, *Knorr*, 1 Port.	260	14,0	FK

Lebensmittel (verzehrbarer Anteil)	Kilokalorien kcal	Fett g	Nährwert
Fix für Spaghetti Bolognese, *Knorr*, 1 Port.	513	16,0	K
Fix für Würstchengulasch, *Knorr*, 1 Port.	330	26,0	FK
Fix für Zucchinipfanne Toscana, *Knorr*, 1 Port.	108	5,0	FK
Fladenbrot	263	2,0	K
Fladenbrot, Vollkorn	266	2,6	BK
Flädle, Suppeneinlage, *Bürger*	350	22,5	FK
Flädlesuppe, schwäbische, *Knorr*, 1 Port.	65	1,5	K
Flammkuchen, nach Bauernart, TK, *Wagner*, 1 St.	835	46,4	FK
Flammkuchen, Original, TK, *Wagner*, 1 St.	812	45,6	FK
Flanzenfleisch Mini-Frikadellen, vegetarisch, Bio, *Granovita*	227	9,0	EF
Flanzenfleisch Schnitzel, vegetarisch, Bio, *Granovita*	306	16,3	EF
Fleisch, s. einzelne Tierarten			
Fleischbrühe, gekörnt, *Maggi*, 1/4 l	8	0,5	
Fleischextrakt, 1 TL	12	0,1	
Fleischkäse	297	27,5	F
Fleischklößchen in Tomatensoße, *Erasco*, 1 Port.	250	16,6	FK
Fleischklößchensuppe, *Maggi*, 1 Port.	68	0,8	K
Fleischpastete, i.D.	250	15,0	F
Fleischrotwurst, *Rasting*	242	18,8	F
Fleischsalat, *Weight Watchers*	139	9,8	EF
Fleischsalat, leichter, *Homann*	225	20,6	F
Fleischsalat, vegetarisch, *Vitaquell*	273	26,0	F
Fleischsalat mit Gurke, *Du darfst*	215	18,0	F
Fleischsalat mit Joghurt, *Nadler*	262	24,4	F
Fleischsalat mit Kräutern, *Nadler*	267	25,1	F
Fleischsuppe, Instant, 1 Port.	15	1,0	
Fleischsuppe, klar, *Maggi*, 1/4 l	13	0,9	
Fleischtaschen, gerollt, *Bürger*	187	6,7	FK
Fleisch-Tortelloni, *Steinhaus*	225	6,5	E
Fleischwurst	296	28,5	F
Fleischwurst, fränkische, *Du darfst*	228	19,0	EF
Fleischwurst, über Buchenholz geräuchert, *Herta*	301	28,0	F
Fleischwurst mit Knoblauch, *Herta*	301	28,0	F
Fliederbeeren	54	1,7	V
Fliederbeersaft	38	0,4	
Flohsamen, Hildegard, Bio, *Sonnentor*	274	7,7	BE
Flohsamen, Hildegard, Bio, *Sonnentor*, 1 EL, 5 g	14	0,4	BE
Florentiner, Zartbitter, *Tekrum*, 1 St.	33	2,1	FK
Flunder	72	0,7	E
Flunder, geräuchert	110	1,9	E
Flussbarsch	81	0,8	E
Flusskrebs	65	0,5	E

Lebensmittel (verzehrbarer Anteil)	Kilokalorien kcal	Fett g	Nährwert
Foie gras, Gänseleber	131	4,0	E
Fondor, Streuwürze, *Maggi*, 1/2 TL	5	0,1	
Forelle	103	2,7	E
Forelle, geräuchert	120	4,0	E
Framboise, 2 cl	67	0	
Frankfurter Kranz, 1 St., 120 g	446	23,5	FK
Frankfurter Würstchen, i.D.	272	24,4	F
Freiburger Vacherin	374	28,0	EF
French Dressing, frisch, *Weight Watchers*	55	1,0	K
Friesenkrabben, Dose	94	2,5	E
Frikadelle, Mini-, *Weight Watchers*, 1 St.	23	1,1	EF
Fripps, *Dr. Quendt*	408	8,6	K
Frischer Quark, mild & cremig, *Ehrmann*, 0,2 % Fett	55	0,2	E
Frischer Quark, mild & cremig, *Ehrmann*, 20 % Fett	84	3,7	EF
Frischgemüse-Topf, *Erasco*, 1 Port.	144	4,0	MV
Frischkäse, körniger	91	4,0	EF
Frischkäse fitline, natur, 0,2 % Fett, *Exquisa*	63	0,8	E
Frischkäse Joghurt, natur, *Exquisa*	169	14,0	EF
Frischkäsescheiben, natur, *Exquisa*	345	33,0	EF
Friséesalat	14	0,2	V
Frites 1-2-3 Original, TK, *McCain*	153	5,0	K
Froop, Frucht auf Joghurt, *Müller*, 1 Becher, i.D.	105	2,2	K

Lebensmittel (verzehrbarer Anteil)	Kilokalorien kcal	Fett g	Nährwert
Froot Loops, *Kellogg's*, 1 Port. (30 g + 125 ml fettarme Milch)	176	3,5	K
Frosties, *Kellogg's*, 1 Port. (30 g + 125 ml fettarme Milch)	172	2,5	K
Frucht pur, Fruchtaufstrich, Aprikose, Bio, *Allos*	139	0,1	K
Frucht pur, Fruchtaufstrich, Erdbeere, Bio, *Allos*	137	0,2	K
Fruchtaufstrich, Pflaumenmus, *Natreen*	112	0,3	K
Fruchtaufstrich, Samt, *Schwartau*, i.D.	203	0,1	K
Fruchtaufstrich, Waldfrucht, *Natreen*	131	0,5	K
Fruchtaufstrich 75 % Frucht, *Zentis*, i.D.	173	0,2	K
Fruchtaufstrich Balance, *Zentis*, i.D.	123	0,1	K
Fruchtbonbon, 5 g	19	0	K
Fruchtbuttermilch, *Müller*, 500 g, i.D.	310	2,5	EK
Fruchtbuttermilch, *Weihenstephan*, 500 g, i.D.	339	2,0	EK
Fruchtcocktail, *Natreen*	34	0,1	K
Fruchtcocktail, Libbys Obstkonserven, *Nestlé*	72	0,1	K
Frucht-Crunchies, Apfel-Joghurt, Bio, *Fruchtbar*, 1 Pkg.	28	0,2	K
Früchtebrot	350	11,8	BK
Früchtemüsli, glutenfrei, *Glutano*	389	8,4	BK
Früchtetraum, *Ehrmann*, i.D.	120	4,0	FK

Lebensmittel (verzehrbarer Anteil)	Kilokalorien kcal	Fett g	Nährwert
Früchtetraum Erdbeer-Mousse, *Ehrmann*	113	2,0	K
Fruchtgelee, Apfel, Bio, *Zwergenwiese*	242	0,3	K
Fruchtgelee, Holunderbeere, Bio, *Zwergenwiese*	236	0,3	K
Fruchtjoghurt, *Weihenstephan*, 1 Becher, i.D.	209	9,3	E
Fruchtjoghurt FitVital, *Ehrmann*, i.D.	73	1,9	E
Fruchtjoghurt FitVital, mit Vollkorn, *Ehrmann*, i.D.	70	1,8	EK
Frucht-Kefir, 1,5 % Fett	88	1,0	E
Frucht-Kefir, vollfett	101	3,0	E
Fruchtkonfitüre, 1 TL, i.D.	27	+	K
Fruchtmus Pocket, Apfel-Ananas-Maracuja, *Odenwald*, 1 Beutel	83	0,2	K
Fruchtmus Pocket, Apfel-Birne, *Odenwald*, 1 Beutel	74	0,2	K
Fruchtnektar, 0,2 l, i.D.	134	0,2	K
Fruchtprickler Apfel-Cassis, *Granini*	26	0,2	K
Fruchtprickler Exotic, *Granini*	27	0,2	K
Fruchtpüree, Joghurt-Mango, Bio, *FruchtBar*, 1 Beutel	65	1,3	K
Fruchtpüree, Müsli, Bio, *FruchtBar*, 1 Beutel	64	0,9	K
Fruchtquark, *Weihenstephan*, i.D.	143	6,2	EF
Frucht-Reiscrispies, Erdbeer-Apfel, Bio, *Fruchtbar*, 1 Pkg.	90	0,3	K
Frucht-Reiscrispies, Mango-Karotte, Bio, *Fruchtbar*, 1 Pkg.	89	0,2	K
Fruchtriegel Früchteallerlei, Bio, *Alnatura*, 1 St.	91	1,8	K
Fruchtriegel Traube-Himbeere, Bio, *Alnatura*, 1 St.	92	2,2	K
Fruchtsaft, 0,2 l, i.D.	106	0,6	KV
Fruchtsaft, gesüßt, 0,2 l, i.D.	113	0,5	K
Fruchtsaft, mit Süßstoff, 0,2 l, i.D.	44	0,2	
Fruchtsaft, s. a. einzelne Sorten			
Fruchtsaftlikör, 30 %, 2 cl, i.D.	56	0	K
Fruchtsalat mit Joghurt-Creme	104	3,0	KV
Fruchtsauce Amarenakirsche, Bio, *Allos*	161	0,3	K
Fruchtschnitte, Beeren-, Bio, *Alnatura*, 1 St.	281	7,5	K
Fruchtschnitte, Dattel-Orange, *Granovita*, 1 St.	113	2,9	K
Fruchtschnitte, Mango, Bio, *Allos*, 1 St.	162	7,4	FK
Fruchtschnitte, Multi-, Bio, *Alnatura*, 1 St.	298	10,5	FK
Fruchtschnitte, Orange, *Schneekoppe*, 1 St., 75 g	257	2,4	K
Fruchtsirup, 1 EL, i.D.	38	0,2	K

Lebensmittel (verzehrbarer Anteil)	Kilokalorien kcal	Fett g	Nährwert
Fruchtsoße Himbeer-Cranberry, Bio, *Alnatura*	163	0,4	K
Fruchtsoße Mango, Bio, *Alnatura*	111	0,4	K
Fruchtwein, 0,2 l	148	*	
Fruchtzucker, 1 EL	60	0	K
Fruchtzucker, 1 TL	30	0	K
Fruchtzucker, *Schneekoppe*	400	0	K
Fruchtzuckerbonbon, 1 St.	19	0	K
Fruchtzucker-schokolade, i.D.	553	36,1	FK
Fruchtzwerge, *Danone*, 1 Becher, 50 g	54	1,5	K
Fruchtzwerge, weniger süß, *Danone*, 1 Becher, 50 g	49	1,5	K
Fruchtzwerge Maxi, *Danone*, 1 Becher, 100 g	105	2,9	FK
Fructiv, *Müller*, i.D.	32	+	K
Frühlingsquark, *Milram*	143	10,0	EF
Frühlingsquark, leicht, *Milram*	80	2,4	E
Frühlingssuppe China, süß-sauer, *Buss*	41	1,0	
Frühlingstopf, Minuto, *Birkel*, 1 Port.	184	1,4	K
Frühlingszwiebel	23	0,5	V
Frühstücksbrei mit Amaranth, Basis, Bio, *Allos*	392	10,1	BK
Frühstücksbrei mit Amaranth, Chai-Gewürze, Bio, *Allos*	396	9,5	BK
Frühstücksfleisch, i.D.	294	25,4	F
Frühstückskonfitüre, *Zentis*, i.D.	225	0,2	K
Frühstücksspeck, gekocht	611	58,0	F
Frühstücksspeck, kross gebraten, ohne Fett	330	24,0	F
Frühstücksspeck, roh	697	77,0	F
Frühstückszwieback, 5 Cerealien Schoko, *Brandt*, 1 St.	90	3,6	FK
Fruit2day, *Schwartau*, 100 ml, i.D.	53	0,1	K
Fruity Fruchtschnitte, *Schwartau*, 1 St., i.D.	80	1,3	K
Frutivia, Fruchtaufstrich mit Stevia, *Schwartau*, i.D.	159	0,3	K
Fünf-Minuten-Terrine, Hühner-Nudeltopf, *Maggi*, 1 Port.	162	2,9	K
Fünf-Minuten-Terrine, Kartoffelbrei mit Röstzwiebeln und Croûtons, *Maggi*, 1 Port.	264	12,0	FK
Fünf-Minuten-Terrine, Nudeln in Rahmsoße, *Maggi*, 1 Port.	270	11,0	FK
Gala-Pudding, Bourbon-Vanille, *Dr. Oetker*, 1 Port.,	131	2,0	K
Gala-Pudding, Schokolade, *Dr. Oetker*, Port.	153	2,7	K
Galetta, 1-Minuten-Cremepudding, Schokolade, *Dr. Oetker*, 1 Port.	155	2,7	K

Lebensmittel (verzehrbarer Anteil)	Kilokalorien kcal	Fett g	Nährwert
Galetta, 1-Minuten-Cremepudding, Vanille-Geschmack, *Dr. Oetker*, 1 Port.	139	2,5	K
Gans	342	31,0	F
Gänsebrust, geräuchert	190	10,0	F
Gänseleber, frisch	131	4,0	E
Gänseleber, Stopf-	462	44,0	F
Gänseleberpastete	247	18,0	EF
Gänseschmalz	896	99,5	F
Gänseschmalz, 1 EL	90	10,0	F
Garnele	87	1,4	E
Garnele, geschält, 1 St., 39 g	34	0,5	E
Garnelen, Provence, TK, *Iglo*	137	9,5	EF
Garnelen, Tiefsee-, TK, *Eismann*	86	0,8	E
Garnelen in Knusperpanade, TK, *Costa*, 1 Port., 150 g	320	12,0	EK
Gartenkräuterdressing, 1 EL	3	+	
Gartenkresse, 1 Kästchen, 25 g	8	0,2	MV
Gartenmelde	26	0,3	V
Gebäck, s. einzelne Sorten			
Gebackene Bohnen, *Erasco*, 1 Port., 400 g	268	3,2	EK
Gebirgsenzian, 38 %, 2 cl	53	1,0	
Geflügelbierschinken, *Wiesenhof*	171	12,0	EF
Geflügel-Consommé, *Lacroix*	14	0,5	
Geflügelfrikadelle, *Du darfst*	236	16,0	EF
Geflügel-Hacksteaks, *Weight Watchers*, 1 St.	102	4,3	EF
Geflügelleber-Pâté	247	18,0	EF
Geflügelleberwurst, fein, *Gutfried*	246	20,0	EF
Geflügelleberwurst, pikant, *Du darfst*	256	21,0	F
Geflügelmortadella, *Wiesenhof*	234	20,0	F
Geflügel-Salami Classico, *Wiesenhof*	336	28,0	EF
Geflügelsalat, *Weight Watchers*	139	7,1	EF
Geflügelsalat, fruchtiger, *Du darfst*	146	7,8	EF
Geflügelsalat Hawaii, *Homann*	180	11,4	EF
Geflügelsalat mit Ananas und Mandarinen, *Nadler*	177	14,8	F
Geflügelwiener, *Wiesenhof*, 1 St.	112	9,5	EF
Geflügelwiener, *Gutfried*, 1 St.	107	9,2	EF
Geflügelwurst, mager, 30 g, i.D.	32	1,4	EF
Geflügelwürstchen, mit 5 % Speck vom Schwein, *Böklunder*, 1 St.	105	8,5	EF
Geiß	149	7,9	EF
Gekochte Klöße, 1 St., i.D.	88	0,5	K
Gelatine, Blatt-, *Dr. Oetker*, 10 g	35	0	E
Gelatine, gemahlen, *Dr. Oetker*	350	0	E
Gelbe Rüben	25	0,2	V
Gelbwurst, 30 g, i.D.	84	8,1	F

Lebensmittel (verzehrbarer Anteil)	Kilokalorien kcal	Fett g	Nährwert
Gelbwurst, Puten-, *Höhenrainer*	226	19,0	F
Gelee nach Hausfrauenart, *Schwartau*, i.D.	240	0,3	K
Gelfix Classic 1 : 1, FP, *Dr. Oetker*	306	1,5	K
Gelfix Extra 2 : 1, FP, *Dr. Oetker*	321	0,3	K
Gelfix Super 3 : 1, FP, *Dr. Oetker*	315	0,4	K
Gelier-Fruchtzucker 3 : 1, FP, *Dr. Oetker*	144	0,3	K
Gelier-Fruchtzucker 3 : 1, *Schneekoppe*	394	0	K
Gelierzucker Extra 2 : 1, FP, *Dr. Oetker*	172	0,3	K
Gelierzucker mit Süßungsmittel aus Stevia , FP, *Dr. Oetker*	145	0,3	K
Gemüsebouillon, *Knorr*, 1/8 l	4	0,1	
Gemüse-Bratlinge, Bio, *Verival*, 1 St.	123	3,5	B
Gemüsebrühe, klar, *Maggi*, 1/4 l	8	0,3	
Gemüsebrühe, Würfel, zubereitet, Bio, *Cenovis*, 1/8 l	8	0,5	
Gemüse-Burger, Bio, *Alnatura*, 1 P, 210 g	340	5,9	BK
Gemüse-Burger, Bio, *Provamel*, 1 St., 75 g	161	8,6	EF
Gemüse-Frikadelle, *Du darfst*	178	9,0	EF
Gemüse-Hefebrühe, zubereitet, *Vitam*	5	0,2	
Gemüsekonserve (außer Erbsen), i.D.	42	0,2	MV

Lebensmittel (verzehrbarer Anteil)	Kilokalorien kcal	Fett g	Nährwert
Gemüse-Lasagne, *Weight Watchers*, 1 Port., 400 g	260	5,6	EK
Gemüsemaultaschen, *Bürger*	168	2,1	K
Gemüsemix, deutsche Küche, TK, *Frosta*	43	0,6	MV
Gemüsemix, italienische Küche, TK, *Frosta*	29	0,3	MV
Gemüse-Mix in Aspik, *Rasting*	57	1,0	
Gemüse-Nudel-Suppe, Bio, *Alnatura*	297	2,1	K
Gemüsepfanne Asia Curry, *Frosta*	58	2,3	FV
Gemüsepfanne Provence, TK, *Frosta*	49	1,3	MV
Gemüsepfanne Thai, TK, *Frosta*	39	0,9	MV
Gemüsepfanne Toskana, TK, *Frosta*	41	1,9	MV
Gemüse-Putentopf, *Erasco*, 1 Port., 400 g	204	7,6	FK
Gemüseravioli, Bio, *Alnatura*, 1 Dose, 400 g	340	2,8	K
Gemüseravioli, *Maggi*, 1 Port., 300 g	336	5,6	K
Gemüse-Reispfanne, TK, *Eismann*, 1 Port., 250 g	229	0,8	K
Gemüsesalat, *Vitaquell*	189	17,0	F
Gemüsestäbchen, TK, *Iglo*, 1 St.	53	2,4	FK
Gemüse-Sticks mit Putenfleisch, Delikatess-, *Weight Watchers*, 1 St.	44	1,4	K

Lebensmittel (verzehrbarer Anteil)	Kilokalorien kcal	Fett g	Nährwert
Gemüsesuppe, asiatisch, *Weight Watchers*, 1 Port., 400 g	104	2,4	
Gemüsetopf, Bunter, *Erasco*, 1 Port., 400 g	148	2,4	V
Gemüse-Tortellini, Bio, *Alnatura*	290	4,3	BK
Géramont Cremigleicht, 39 % Fett i. Tr., *Bongrain*	220	16,0	EF
Géramont Feine Scheiben, leicht, 44 % Fett i.Tr., *Bongrain*	268	20,0	EF
Géramont Feine Scheiben, natur, 60 % Fett i.Tr., *Bongrain*	371	33,0	EF
Géramont Frisch-Genuss, 75 % Fett i. Tr., *Bongrain*	371	36,5	EF
Géramont Le Snack, 60 % Fett i. Tr., *Bongrain*	347	31,0	F
Géramont mit Joghurt, 45 % Fett i. Tr., *Bongrain*	268	20,0	EF
Germ, Bäcker-, 1 Würfel	33	0,5	V
Germknödel mit Mohnzuckermischung, FP, *Iglo*, 1 St.	615	24,0	FK
Germknödel Powidl, FP, *Henglein*	237	2,2	K
Gerolsteiner Moment, Grüntee & Traube	18	0	
Gerolsteiner Moment, Rooibostee & Pfirsich	17	0	
Gerste, entspelzt, ganzes Korn	314	2,1	BK
Gerstengrütze	310	1,5	BK
Gerstengrütze, 1 EL	62	0,3	BK
Gerstenmehl, Vollkorn	348	1,9	BK
Geschnetzeltes Zürcher Art, Menüschale, *Erasco*, 1 Port., 460 g	506	20,0	EF
Geschnetzeltes Zürcher Art, TK, *Apetito*, 1 Port., 500 g	555	17,5	EF
Gewürzgurken, KNAX, Bio, *Hengstenberg*	26	0,2	K
Gewürzgurken, *Kühne*	30	0,2	
Gewürzketchup Curry, *Kraft*	119	0,7	K
Gewürzketchup Schaschlik, *Kraft*	101	0,4	K
Gewürzketchup Tomate, *Kraft*	85	0,4	K
Gewürzmischung, 1 TL	14	0,4	
Gin, 45 %, 2 cl	48	0	
Gin Fizz (5 cl Gin), 0,2 l	179	+	
Ginger Ale, *Schweppes*	37	0	K
Gin-Tonic (2 cl Gin), 0,2 l	140	0	
Giotto, *Ferrero*, 1 St.	27	2,0	FK
Gipfel (Hefeteig), 1 St.	140	10,0	FK
Glühwein, 0,2 l, i.D.	210	0	
Glutamat, 1 TL	12	0	E
Glutenfreie Brotmischung, dunkel, BM, *Schneekoppe*	213	5,5	BK
Glutenfreie Pasta, *Glutano*, i.D.	370	3,3	K
Glutenfreie Penne Rigate, *Schneekoppe*	345	0,8	EK
Glutenfreier Knusper-Snack Vollmilch, *Schneekoppe*	489	24,0	FK
Glutenfreier Pizzateig, BM, *Schneekoppe*	230	5,0	K

Lebensmittel (verzehrbarer Anteil)	Kilokalorien kcal	Fett g	Nährwert
Glutenfreies Beerenmüsli, *Schneekoppe*	374	1,5	BK
Glutenfreies Müsli, #107, *Seitenbacher*	430	20,0	FK
Gnocchi Basilikum, *Hilcona*	147	0,8	K
Gnocchi, *Hilcona*	170	2,1	K
Gnocchi, *Steinhaus*	167	0,5	K
Gojibeeren, Bio, *Dennree*	343	3,5	K
Gojisaft, *Rabenhorst*	58	0,2	KV
Goldbären, *Haribo*, i.D.	343	0,1	K
Goldbarsch	105	3,6	E
Golden Longs, TK, *McCain*	186	8,0	FK
Goldfischli, Orginal, *funny-frisch*, 1 Port., 30 g	134	4,5	FK
Goldknusperfilets Goldback, TK, *Iglo*, 1 St.	194	7,6	FK
Goldmais, *Bonduelle*	80	1,9	KV
Goldmais, bunter Mix, *Bonduelle*	64	1,4	K
Goldmais, Texas-Mix, *Bonduelle*	80	1,9	K
Gorgonzola	360	31,2	F
Gorgonzola Cremoso, *Galbani*	327	27,7	EF
Götterspeise, *Dr. Oetker*, 1 Becher, i.D.	108	0	K
Gouda, 16 % Fett absolut, *Du darfst*	260	16,0	EF
Gouda, 40 % Fett i. Tr.	300	22,3	EF
Gouda, 45 % Fett i. Tr., *Milram*	348	27,0	EF
Gouda Sandwichscheiben, *Hochland*	329	27,0	EF
Goulasch, s. Gulasch			
Gourmet-Aufschnitt Trio, Kaiserjagdwurst, Gemüse-Mortadella, Schinkenwurst, *Du darfst*	179	14,0	EF
Gourmetleberwurst, Pute, *Höhenrainer*	369	35,0	F
Grahambrot	199	1,0	B
Grahambrot, 1 Scheibe, 40 g	80	0,4	B
Gran Ragù Verdure, *Bernbacher*	113	7,7	F
Grana Padano, *Galbani*	384	29,0	EF
Granatapfel	74	0,6	V
Grand Dessert, Café au lait, *Ehrmann*	125	4,9	FK
Grand Dessert, Grieß, *Ehrmann*	135	5,8	FK
Grand Dessert, Schoko, *Ehrmann*	123	4,9	FK
Grand Dessert, Vanille, *Ehrmann*	116	4,7	FK
Grand Marnier, 2 cl	64	0	
Granola, *De Beukelaer*, 1 St.	65	3,1	FK
Grapefruit	38	0,2	V
Grapefruit, 1 St., 250 g	95	0,5	V
Grapefruitnektar, Pink, Trinkgenuss, *Granini*	41	0,2	KV
Grapefruitsaft, gesüßt, 0,2 l	116	0,2	KV
Grapefruitsaft, ungesüßt, 0,2 l	94	0,2	KV
Gratinkäse Finello, *Arla*	313	22,8	EF
Graubrot	210	1,0	B
Graubrot, 1 Scheibe, 40 g	84	0,4	B
Graupen, Gersten-	338	1,4	EK

Lebensmittel (verzehrbarer Anteil)	Kilokalorien kcal	Fett g	Nährwert
Graupen, Gersten-, 1 EL	68	0,3	EK
Graupennudeln, *Birkel*	361	2,5	EK
Graupentopf, *Erasco*, 1 Port., 400 g	140	1,6	K
Graupentopf, Westfälischer, *Buss*	46	1,4	K
Greyerzer, 45 % Fett i. Tr.	399	32,1	F
Greyerzer, 45 % Fett i. Tr., 20 g	80	6,4	F
Griebenschmalz	920	99,0	F
Grieß	328	1,0	BK
Grieß, 1 EL	49	0,2	BK
Grießauflauf	108	5,0	FK
Grießbrei, mit Milch, 1 Port., 200 g	310	11,0	FK
Grießbrei Klassische Art, FP, *Mondamin*, 1 Port.	192	3,0	K
Grießbrei nach klass. Art, *Dr. Oetker*, 1 Port.	287	4,4	K
Grießpudding, *Ehrmann*	135	5,8	FK
Grießpudding, mit Zimt, *Landliebe*	138	6,0	FK
Grießpudding, Vollkorn, *Landliebe*	133	5,9	FK
Grießpudding mit Frucht, *Landliebe*, i.D.	130	4,8	FK
Grießpudding mit Kirschsoße, *Müller*	118	2,3	K
Grießschnitte	174	6,0	FK
Griess-Töpfli, Classic, *Emmi*, 1 Becher	261	12,3	FK
Grießtraum, *Ehrmann*, i.D.	119	3,3	K
Grill-Bratwurst, *Hareico*	281	25,0	EF
Grillhaxe, TK, *Eismann*, 1 Port., 200 g	346	20,0	EF

Lebensmittel (verzehrbarer Anteil)	Kilokalorien kcal	Fett g	Nährwert
Grillriesen, *Herta*, 1 St.	387	34,6	F
Grog, (4 cl Rum, 2 St. Zucker)	133	0	K
Grüne Bohnen, sehr fein, *Bonduelle*	26	0,2	BV
Grüne Bohnen mit Speck, TK, *Iglo*	66	4,3	BF
Grüne Nudeln, gekocht	109	0,4	K
Grüne Nudeln, roh	362	1,2	K
Grüne-Bohnentopf, *Sonnen Bassermann*	40	1,7	
Grünkern	324	2,7	BK
Grünkern-Gemüse-Bratling	144	6,0	BF
Grünkohl	37	0,9	BV
Grünkohl, nach Holsteiner Art, *Kühne*	50	1,7	BV
Grünkohl, TK, *Iglo*	30	1,1	BV
Gruyère	399	32,1	F
Gruyère, 20 g	80	6,4	F
Guave, 1 St., 150 g	51	0,8	V
Guave, Dose, mit Sirup	65	0,3	K
Gugelhupf, BM, *Dr. Oetker*, 1 St.	159	8,4	FK
Guinness, GB, 1/2 Pint	102	0	K
Guinness, Übersee, 0,33 l	214	0	K
Gulasch, Rind, Dose	125	6,0	EF
Gulasch, Rind, TK	138	7,9	EF
Gulasch, ungarisch, *Weight Watchers*, 1 Port.	360	7,2	E
Gulasch, vegetabiles, Bio, *Tartex*, 1 Dose, 400 g	504	26,8	EF
Gulaschsoße, Delikatess, *Maggi*, 1 Port., 100 ml	44	1,8	F
Gulaschsuppe, ungarische	51	2,1	F

Lebensmittel (verzehrbarer Anteil)	Kilo-kalorien kcal	Fett g	Nährwert
Gulaschsuppe, ungarische, *Erasco*, 1 Port., 260 ml	138	6,0	EF
Gulaschtopf, feuriger, Minuto, *Birkel*, 1 Port., 270 g	209	1,9	K
Gummibären, *Haribo*	343	0,1	K
Gurke	12	0,2	V
Gurken, Honig-, *Kühne*	70	0,3	K
Gurkenhappen, Schlesische, feinwürzig, *Kühne*	51	0,1	
Gurkenviertel STICKSI, *Hengstenberg*, i.D.	36	0,2	K
Gustin, Feine Speisestärke, *Dr. Oetker*, 1 TL	21	0	K
Gustin, Feine Speisestärke, *Dr. Oetker*	350	0,1	K
Gutsherrensalat, vegetarisch, *Vitaquell*	271	24,0	F
Gutsherrentopf, *Buss*	97	4,5	EF
Gutswurst, Pute, *Höhenrainer*	157	10,0	EF
Gyros Genial, Hähnchengyros auf Gemüsereis, *Apetito*, 1 Port.	394	11,2	EK
Hackbällchen	251	16,0	EF
Hackbällchen, *Herta*, 1 St.	308	20,0	F
Hackbällchen Schwedische Art Köttbullar, *Erasco*, 1 Port., 250 g	285	21,5	EF
Hackepeter	320	30,0	F
Hackfleisch, gemischt	245	18,8	EF
Hackfleisch, Rind	216	14,0	EF
Hacksteaks, Menüschale, *Erasco*, 1 Port., 480 g	437	21,0	EF
Hack-Wirsing-Pfanne, TK, *Apetito*, 1 Port., 500 g	470	26,0	VF
Hafer-Crunchy, Bio, *Alnatura*	465	19,5	FK
Hafer-Dinkel-Keks, Bio, *Alnatura*	452	18,0	FK
Hafer-Drink Classic, *Kölln*	46	1,2	
Hafer-Drink Schoko, *Kölln*	52	0,6	
Haferfleks, Knusper-Klassik, Vollkorn, *Kölln*	392	5,4	BK
Haferfleks, Knusper-Honig, Vollkorn, *Kölln*	392	4,6	K
Haferfleks, Knusper-Schoko, Vollkorn, *Kölln*	394	5,3	K
Haferflocken, Kleinblatt, Bio, *Spielberger*	348	7,0	BK
Haferflocken, Instant, *Kölln*	365	6,7	K
Haferflocken, Kernige, *Kölln*	361	6,7	BK
Hafergenuss mit Bourbon-Vanille, *Dr. Oetker*, 1 Port., 320 g	353	6,6	K
Hafergrütze	371	5,8	K
Haferkleie-Diät, *Dr. Ritter*	402	11,0	EK
Haferkleieflocken, *Kölln*	347	7,4	BK
Hafermehl, 1 EL	75	1,4	K
Hagebuttenkonfitüre	252	0,2	K
Hähnchen mit Gartengemüse, TK, *Iglo*, 1 Port.	364	6,0	EK
Hähnchen mit grünem Spargel, TK, *Iglo*, 1 Port.	449	12,0	EK

Lebensmittel (verzehrbarer Anteil)	Kilokalorien kcal	Fett g	Nährwert
Hähnchen süß-sauer, Leichter Genuss, *Sonnen Bassermann*, 1 Port., 320 g	291	1,6	EK
Hähnchenbrust, mit Haut	145	6,2	EF
Hähnchenbrust Finesse, natur, *Herta*	103	2,0	E
Hähnchenbrust Finesse, mit Zitronenpfeffer, *Herta*	111	2,0	E
Hähnchenbrustfilet, paniert, TK, *Eismann*, 1 Port., 150 g	164	1,5	E
Hähnchenbrustfilet, unpaniert, TK, *Eismann*, 1 Port., 150 g	133	1,5	E
Hähnchenbrustfilet, mediterran, *Weight Watchers*, 1 Port., 350 g	312	2,5	E
Hähnchen-Curry, TK, *Frosta*	101	2,9	EK
Hähnchenfleisch	166	9,6	EF
Hähnchengrillbraten, *Wiesenhof*	103	2,0	E
Hähnchenherzen	124	5,3	EF
Hähnchenkeule mit Haut	174	11,2	EF
Hähnchen-Paella, TK, *Iglo*, 1 Port., 500 g	730	32,0	EF
Hähnchenpfanne Italia, TK, *Apetito*, 1 Port.	301	7,0	E
Hähnchensalami, *Gutfried*	287	21,0	EF
Hähnchen-Steak, natur, *Gutfried*	123	3,0	E

Lebensmittel (verzehrbarer Anteil)	Kilokalorien kcal	Fett g	Nährwert
Halbbitter-Kuvertüre	396	11,0	K
Halbfettmargarine	368	40,0	F
Halbfettmargarine, 39 % Fett, *Lätta*	354	39,0	F
Hallimasch	15	0,7	BM
Halwa	379	2,0	K
Hammel, s. Lamm und Schaf			
Handkäse	126	0,7	E
Handkäse, Hessischer, Bio, *Alnatura*	124	0,3	E
Hanuta, *Ferrero*, 1 St.	119	7,0	FK
Hanuta Mini, *Ferrero*, 1 St.	58	3,4	FK
Hartweizen-Eiernudeln, No. 1, *Birkel*	361	2,5	EK
Hartweizennudeln Genuss pur, *3 Glocken*, i.D.	352	1,5	EK
Harzer Käse	126	0,7	E
Hase	113	3,0	E
Hasel-Nougat-Creme, *Granovita*	851	40,0	FK
Haselnusskerne	644	61,6	FV
Haselnuss-Krokant, *Dr. Oetker*	454	13,0	K
Haselnusskuchen, BM, 1 St.	285	4,7	FK
Haselnuss-Mandel-Schnitte, *Granovita*, 1 St.	155	10,4	F
Haselnussmus, 20 g	135	13,0	F
Haselnussöl, kaltgepresst, *Vitaquell*	819	91,0	FV
Havarti, *Arla*	336	26,0	EF
Hecht	81	0,9	E
Hefe, Bäcker-, 1 Würfel	31	0,5	V
Hefe, Bier-, 1 EL	35	0,6	V

Lebensmittel (verzehrbarer Anteil)	Kilokalorien kcal	Fett g	Nährwert
Hefe, Bier-, Würzflocken, *Cenovis*, 1 EL	28	0,5	V
Hefe, Trocken-, 7 g	20	0,1	
Hefeextrakt, *Vitam*	231	0,2	
Hefeflocken, honigsüße, *Vitam*	368	6,5	KV
Hefeklöße für Dampfnudeln, *Henglein*	224	1,8	K
Hefeteig, BM, *Dr. Oetker*	319	10,0	K
Heidelbeeren	37	0,6	BV
Heidelbeeren, TK, ungesüßt	83	0,5	BV
Heidelbeeren ohne Zucker, Dose	24	0,4	B
Heidelbeersaft, Bio, *Voelkel*	40	0,1	KV
Heilbutt, schwarz, geräuchert	221	17,1	EF
Heilbutt, weiß	95	1,6	E
Heiß auf Noodles, Asia, süß-sauer, *Uncle Ben's*, 1 Port., 290 g	388	5,8	K
Heiß auf Reis, Asia, gelbes Curry, *Uncle Ben's*, 1 Port., 290 g	374	8,1	K
Heiß auf Reis, Asia, süß-sauer, *Uncle Ben's*, 1 Port., 290 g	369	1,5	K
Heiße Tasse, Champignon-Creme, *Erasco*, 1 Tasse	92	4,9	FK
Heiße Tasse, Chinesische Gemüsesuppe, *Erasco*, 1 Tasse	45	0,5	K
Heiße Tasse, Frühlingsgemüse, *Erasco*, 1 Tasse	64	0,7	
Heiße Tasse, Kartoffel-Lauch, *Erasco*, 1 Tasse	66	0,8	
Heiße Tasse, Rinderkraftbrühe-Consommé, *Erasco*, 1 Tasse	38	2,2	F
Heiße Tasse, Sommergemüse, *Erasco*, 1 Tasse	63	0,8	
Heiße Tasse, Tomaten-Creme, *Erasco*, 1 Tasse	93	3,0	
Helle Soße, *Knorr*	52	2,4	F
Hendl, gegart	189	9,0	EF
Henri leicht, Weichkäsezubereitung, 32 % Fett i. Tr., *Bongrain*	190	12,0	EF
Hering, Atlantik-	233	17,8	EF
Hering, Ostsee-	155	9,2	EF
Hering in Gelee	164	12,6	EF
Heringsbecher, *Nadler*	336	32,0	F
Heringsfilet in Dillsahne, *Nadler*	324	30,0	F
Heringsfilet in Tomatensoße	204	15,0	F
Heringsröllchen, gegrillt, *Nadler*	174	11,1	EF
Heringssalat, Roter, *Weight Watchers*	166	10,7	EF
Heringssalat mit roter Bete, *Nadler*	223	18,5	F
Herzmuschelfleisch	77	1,0	E
Hickorynuss	692	72,0	FV
Himbeere	33	0,3	BV
Himbeer-Erdbeer-Sorbet, am Stiel, *Eismann*, 1 Port.	81	0	K

Lebensmittel (verzehrbarer Anteil)	Kilokalorien kcal	Fett g	Nährwert
Himbeergeist, 40 %, 2 cl	50	0	
Himbeergelee, 1 TL	24	+	K
Himbeerkonfitüre, 1 TL	25	+	K
Himbeersirup, 1 EL	53	0	K
Himbeerwasser, 2 EL Sirup, 0,2 l	106	0	K
Hirsch	112	3,3	E
Hirschbraten Gutsherrenart, TK, *Eismann*, 1 Port., 250 g	197	7,0	EF
Hirse	350	3,9	K
Hirseflocken	354	4,0	K
Hirsesuppe, zubereitet, Bio, *Cenovis*	24	0,3	K
Hit, Doppelkeks, *Bahlsen*, 2 St.	142	7,0	FK
H-Milch, 3,5 % Fett	64	3,5	F
H-Milch, entrahmt, 0,1 % Fett	35	0,1	E
H-Milch, fettarm, 1,5 % Fett	47	1,5	
Hobbits, kernig, *Brandt*	471	20,0	FK
Hobbits, Schoko, *Brandt*	512	26,0	FK
Hobelkäse, 50 % Fett i. Tr., 30 g	140	11,4	EF
Hoch-Genuss, Weichkäse, *Champignon*, i.D.	392	38,0	F
Hochzeitssuppe, *Sonnen Bassermann*	38	1,4	
Hochzeitssuppe, Lübecker, *Erasco*, 1 Port., 260 ml	107	6,0	F
Hohes C Heimische Früchte, Apfel-Pflaumen-Saft, *Granini*	47	0,2	K
Hohes C Heimische Früchte, Apfel-Quitte-Saft, *Granini*	43	0,2	K
Hohes C Naturelle, Apfel-Kirsche, *Granini*	25	0,2	K
Hohes C Naturelle, Apfel-Zitrone, *Granini*	22	0,2	K
Hohes C Orangensaft, *Granini*	43	‹ 0,5	V
Holler, schwarz	54	1,7	BV
Holunderbeeren, schwarz	54	1,7	BV
Holunderbeerensaft, 0,2 l	76	0,8	V
Holunderblüten-Erfrischungsgetränk, Bio, *Vitaborn*	35	+	K
Holunder-Kirsch-Fruchtaufstrich, 30 % weniger Kalorien, *Schneekoppe*	174	0,6	K
Holzfällertopf, *Buss*	84	3,8	EF
Honey Flakes, Bio, *Eden*	377	0,8	K
Honey Loops, *Kellogg's*, 1 Port. (30 g + 125 ml fettarme Milch)	173	3,0	K
Honey Pops, *Kellogg's*, 1 Port. (30 g + 125 ml fettarme Milch)	173	3,0	K
Honig, 1 EL	82	0	K
Honig, 1 TL	41	0	K
Honig Poppies Amaranth, Bio, *Allos*	401	7,8	BK
Honig Poppies Hirse, Bio, *Allos*	391	3,5	K
Honigmelone	54	0,1	MV

Lebensmittel (verzehrbarer Anteil)	Kilokalorien kcal	Fett g	Nährwert
Honigwaffeln, Bio, *Alnatura*	472	18,2	FK
Hörnchen	351	10,4	FK
Hot Dog Truemans, *Meica*, 1 St.	97	7,5	F
Hubba Bubba, Apfel, *Wrigley*, 1 St.	21	0	K
Huhn, Brat-	166	9,6	EF
Huhn, Leber	131	4,7	EF
Huhn, Magen	111	4,2	EF
Huhn, s.a. Hähnchen			
Huhn, Suppen-	257	20,3	EF
Huhn süß-sauer, *Du darfst*, 1 Port., 375 g	368	3,0	K
Hühnerfett	900	100	F
Hühnerfrikassee, Menüschale, *Erasco*, 1 Port., 480 g	504	17,0	EF
Hühnerkraftbouillon, Instant, *Knorr*, 1/8 l	5	0,1	
Hühnerleber	131	4,7	EF
Hühner-Nudelsuppe, *Weight Watchers*, 1 Port., 390 g	110	2,0	KE
Hühner-Nudeltopf, *Erasco*, 1 Port.	204	9,6	FK
Hühner-Nudeltopf, *Maggi*, 1 Dose	335	21,5	FK
Hühner-Reistopf, *Buss*	48	0,6	EK
Hühner-Reistopf, *Erasco*, 1 Port.	244	8,8	FK
Hühnersuppe, klar, *Maggi*, 1/4 l	47	0,4	
Hühnersuppe mit Nudeln, *Knorr*, 1 Port.	40	0,3	K
Hühnersuppe Shanghai, *Buss*	47	1,6	

Lebensmittel (verzehrbarer Anteil)	Kilokalorien kcal	Fett g	Nährwert
Hülsenfrüchte, gekocht, i.D.	94	0,6	BE
Hülsenfrüchte, roh, i.D.	284	2,1	BE
Hummerfleisch	89	2,0	E
Hüttenkäse, Gervais, *Danone*	91	3,9	EF
Hüttenschmaus Käsespätzle, *Knorr*, 1 Port., 280 g	303	7,7	K
Hüttenschmaus Schinken-Hörnli, *Knorr*, 1 Port., 270 g	329	10,0	K
I love Milka Herzen, zartherb, *Milka*	550	36,0	FK
I love Milka Pralines, Nuss-Nougat-Crème, *Milka*	550	33,0	FK
I love Milka Pralinés, Erdbeer-Rahm, *Milka*	570	37,0	FK
India Chicken, TK, *Frosta*	109	3,1	E
Indian	157	8,5	EF
Indian, s. a. Pute			
Ingwer, 10 g	5	0,1	MV
Ingwerstäbchen, kandiert, Bio, *Naturata*	335	0,1	K
Ingwerwürfel, Bio, *Alnatura*	339	0,1	K
Ingwer-Zitrone-Erfrischungsgetränk, Bio, *Vitaborn*	40	0,1	K
Innereien, s. einzelne Tierarten			
Innperle, 30 % Fett i. Tr., *Bauer*	246	15,7	EF
Integrale Eliche, Vollkornnudeln, *Buitoni*	336	2,4	BK
Integrale Spaghettini, Vollkorn, *Buitoni*	336	2,4	BK

Lebensmittel (verzehrbarer Anteil)	Kilokalorien kcal	Fett g	Nährwert
Italienische Gemüsesuppe, *Weight Watchers*, 1 Port.	100	1,2	
Italienisches Pfannengemüse, TK, *Iglo*	33	0,6	MV
Jackfrucht	70	0,5	BM
Jacobsmuschelfleisch	76	0,9	E
Jagdwurst	218	16,8	EF
Jagdwurst, rheinische, *Rasting*	257	21,9	EF
Jägerschnitzel mit Champignon-Sahnesauce, *Weight Watchers*, 1 Port., 400 g	296	4,4	E
Jägersoße, Basis-Soßen, *Knorr*, 1 Port., 100 ml	37	1,8	K
Jägersoße, Delikatess, *Maggi*, 1 Port., 100 ml	40	1,5	F
Jarlsberg, 45 % Fett i. Tr.	349	26,9	EF
Jelly Beans, *Haribo*, i.D.	381	0,1	K
Jogger Gums, *Katjes*	332	0,2	K
Joghurt, 3,5 % Fett, 150 g	96	5,3	EF
Joghurt, 3,5 % Fett, mit Frucht, 150 g	141	4,7	EF
Joghurt, 0,1 % Fett, *Onken*, i.D.	46	0,1	K
Joghurt, Balance, *Bauer*, 1 Becher, i.D.	170	3,8	K
Joghurt, fettarm, 1,5 % Fett, 150 g	71	2,3	E
Joghurt, fettarm, 1,5 % Fett, mit Frucht, 150 g	117	2,0	EK
Joghurt, Frucht-, *Onken*, i.D.	109	2,8	K
Joghurt, Frucht-, 0,1 % Fett, *Optiwell*, i.D.	48	0,1	K
Joghurt, Magerstufe, 150 g	51	0,2	E
Joghurt, Magerstufe, mit Frucht, 150 g	114	0,2	E
Joghurt, Mocca, *Zott*, 1 Becher	146	4,2	K
Joghurt, Müsli, *Bauer*, 1 Becher, i.D., 250 g	253	8,2	K
Joghurt, natur, 3,8 % Fett, *Landliebe*	80	3,8	EF
Joghurt, s. a. Produktnamen			
Joghurt, Sahne-, 10 % Fett, 150 g	177	15,0	F
Joghurt, Sahne-, 10 % Fett, mit Frucht, 150 g	216	13,1	FK
Joghurt, Stracciatella, *Bauer*, 1 Becher	280	10,3	FK
Joghurt, Vollkorn-, Frucht, *Onken*, i.D.	109	2,8	K
Joghurt auf Frucht, *Landliebe*, 1 Becher, i.D.	150	4,7	K
Joghurt Familiy, Frucht, *Danone*, 1 Becher, i.D.	116	3,6	K
Joghurt mild, fettarm	47	1,5	E
Joghurt mit Buttermilch, *Müller*, i.D.	89	0,9	EK
Joghurt mit der Ecke, Knusper-, *Müller*, 1 Becher, i.D.	209	7,8	FK
Joghurt mit der Ecke, Schlemmer-, *Müller*, 1 Becher, i.D.	160	4,1	K
Joghurt mit echter Vanille, *Landliebe*, 1 Becher	158	4,5	EK

Lebensmittel (verzehrbarer Anteil)	Kilo-kalorien kcal	Fett g	Nährwert
Joghurtbutter, *Meggle*	596	65,2	F
Joghurtdressing, *Weight Watchers*	62	4,9	FK
Joghurt-Drink, *Bauer*, i.D.	90	2,5	EK
Joghurt-Drink, 0,1 % Fett, *Bauer*, i.D.	42	0,1	EK
Joghurt-Reiswaffel, Bio, *Alnatura*	512	26,1	FK
Joghurtschnitte, TK, *Natreen*, 1 St., i.D.	127	1,8	K
Joghurtschokolade, *Ritter Sport*	571	38,0	FK
Joghurt-Snack, 1 St.	115	3,9	FK
Jogolé Fruchtjoghurt, 1,2 % Fett, *Zott*, 1 Becher, i.D.	128	1,8	K
Jogolé Fruchtjoghurt, 0,1 % Fett, *Zott*, 1 Becher, i.D.	74	0,2	K
Johannisbeeren, rot	33	0,2	BV
Johannisbeeren, schwarz	39	0,2	BV
Johannisbeeren, weiß	30	+	BV
Johannisbeergelee, 1 TL	25	+	K
Johannisbeerkonfitüre, 1 TL	26	+	K
Johannisbeerlikör (Cassis), 2 cl	65	0	
Johannisbeernektar, rot, 0,2 l	122	+	KV
Johannisbeernektar, schwarz, 0,2 l	128	+	KV
Johannisbeersirup, schwarzer, trinkfertig, Verdünnung 1 : 5	53	0,1	K
Johannisbeersüßmost, 0,2 l	120	0	

Lebensmittel (verzehrbarer Anteil)	Kilo-kalorien kcal	Fett g	Nährwert
Johannisbeerwein, 0,25 l	177	0	
Kabeljau	76	0,6	E
Kaffee	0	0	
Kaffeelikör, 26,5 %, 2 cl	36	0	
Kaffeesahne, 10 % Fett, *Zott*	118	10,0	F
Kaiserjagdwurst, Konserve	218	16,8	EF
Kaiserschmarrn, FP, *Mondamin*, 1 Port., 175 g	373	11,0	K
Kakaopulver, schwach entölt, dunkel, 1 EL	34	2,4	F
Kakaotrunk, Instant, mit Magermilch, 0,2 l	104	0,6	K
Kaki, mittelgroß, 1 St., 250 g	175	0,8	V
Kaktus, Eiscreme, *Schöller*, 1 St.	57	1,2	K
Kaktusfeige, 1 St., 100 g	38	0,7	MV
Kalbfleisch, Bauch, Flanke	211	16,0	EF
Kalbfleisch, Brust	131	6,3	EF
Kalbfleisch, Bug, Schulter	94	1,0	E
Kalbfleisch, Filet	95	1,4	E
Kalbfleisch, Hals, Halsgrat	109	2,7	E
Kalbfleisch, Keule, Schlegel	97	1,6	E
Kalbsbratwurst, i.D.	266	25,0	F
Kalbshaxe	98	1,6	E
Kalbskäse	283	24,7	F
Kalbskotelett	112	3,1	E
Kalbsleber	130	4,1	E
Kalbsleberwurst	316	27,0	EF
Kalbslunge	90	2,2	E
Kalbsschnitzel	99	1,8	E
Kalbssteak	105	2,6	E

Lebensmittel (verzehrbarer Anteil)	Kilokalorien kcal	Fett g	Nährwert
Kaltschale, Ananas-Maracuja, *Dr. Oetker*, 1 Port., 150 g	90	0	K
Kamut, Bio, *Alnatura*	384	2,6	BK
Kandiszucker, 1 kl. Würfel, 2 g	8	0	K
Kandiszucker, 1 TL	24	0	K
Kaninchen	152	7,6	EF
Kapern, eingelegt, *Hengstenberg*	33	0,6	
Kapstachelbeere	53	0,7	MV
Karambole	31	0,3	V
Karamell Riesen, *Storck*, 1 St.	20	0,5	K
Karamellen, Milch-, 1 St.	20	0,3	K
Karfiol	22	0,3	MV
Karotte	25	0,2	MV
Karotte, Dose	31	0,4	B
Karotten, TK, Bio, *Frosta*	29	0,3	MV
Karottensaft, rein, Bio, *Hipp*	28	0,1	KV
Karottensalat, *Hengstenberg*	56	0,1	V
Karottensalat, *Vitaquell*	209	17,0	FV
Karpfen	115	4,8	EF
Kartoffel	68	0,1	KV
Kartoffelbrei, s. a. Kartoffelpüree			
Kartoffelbrot, *Harry*	215	1,4	BK
Kartoffelchips	539	39,4	FK
Kartoffelchips, 50 g	270	19,7	FK
Kartoffelcremesuppe, *Erasco*, 1 Port., 195 ml	209	15,0	FK
Kartoffel-Gemüse-Suppe	60	2,0	BV
Kartoffelglück, *Meica*	72	4,0	FK
Kartoffelklöße, gekochte, FP, 1 St., i.D.	88	0,5	K
Kartoffelkloßteig, fränkisch, halb und halb, FP, *Henglein*	103	0,1	K
Kartoffelkloßteig, rohe, FP, *Henglein*	103	0,1	K
Kartoffelknödel halb + halb i. Kochbeutel, FP, *Maggi*, 1 Port., 250 g	229	2,1	K
Kartoffelknödel halb & halb, im Kochbeutel, *Pfanni*, 1 Port., 2 St.	240	1,5	K
Kartoffelknödel mit rohen Kartoffeln, im Kochbeutel, *Pfanni*, 1 Port., 2 St.	220	0,8	K
Kartoffel-Lauch-Suppe, Bio, *Alnatura*	321	3,5	K
Kartoffelmehl	336	0,1	K
Kartoffelpuffer, TK, *McCain*	116	2,0	K
Kartoffelpufferteig, FP, ohne Bratfett, *Pfanni*, 1 Port., 5 St.	160	0,5	K
Kartoffelpüree, mit entrahmter Milch, FP, *Pfanni*, 1 Port., 200 g	140	3,0	K
Kartoffelpüree, mit kräftigem Geschmack, FP, *Pfanni*, 1 Port., 200 g	170	6,0	K
Kartoffelpüree, Das Lockere, *Maggi*, 1 Port.	172	3,6	FK
Kartoffelpüree, Besonders locker, FP, *Pfanni*, 1 Port., 200 g	150	4,0	FK
Kartoffelsalat, 250 g	210	6,0	FK
Kartoffelsalat, bayerischer, *Nadler*	110	6,0	FK

Lebensmittel (verzehrbarer Anteil)	Kilokalorien kcal	Fett g	Nährwert
Kartoffelsalat mit Crème fraîche, *Du darfst*	137	8,2	FK
Kartoffelsalat mit Crème fraîche und Schnittlauch, *Weight Watchers*	119	5,0	FK
Kartoffelsalat mit Ei und Gurke, *Nadler*	152	8,0	FK
Kartoffelsalat mit Joghurt, *Nadler*	140	7,1	FK
Kartoffelsalat mit Pfeffer, *Nadler*	215	16,0	KF
Kartoffelscheiben, TK, *Eismann*	125	3,5	K
Kartoffelschnaps, 40 %, 2 cl	44	0	
Kartoffel-Schupfnudeln, *Bürger*	189	0,4	K
Kartoffelstärkemehl	336	0,1	K
Kartoffelstärkemehl, 1 EL	50	0	K
Kartoffelstärkemehl, 1 TL	25	0	K
Kartoffel-Steinpilz-Suppe, *Lacroix*, 1 Port., 200 g	114	5,6	FK
Kartoffelsuppe, mit Crème fraîche, *Knorr*, 1 Port., 250 g	168	11,0	FK
Kartoffeltopf, *Weight Watchers*, 1 Port.	156	0,4	K
Kartoffeltopf, Minuto, *Birkel*, 1 Port.	183	4,9	K
Kaschunuss	571	42,2	FV
Käse, s. einzelne Sorten			
Käsefondue	253	19,7	EF
Käsegebäck, Gouda, Bio, *Alnatura*	534	33,2	FK

Lebensmittel (verzehrbarer Anteil)	Kilokalorien kcal	Fett g	Nährwert
Käsekrainer, Puten-, *Höhenrainer*	220	16,0	EF
Käsekuchen, i.D.	279	11,0	FK
Käsekuchen, BM, *Dr. Oetker*, 1 St., 100 g	286	12,0	FK
Käsekuchen, TK, *Eismann*, 1 St.	282	13,9	FK
Käsekuchenhilfe, FP, *Ruf*	353	0,1	K
Käsekuchen-Snack, natur, *Exquisa*, 1 St.	211	8,4	FK
Käse-Kürbiskern-Knäcke, Bio, *Alnatura*	447	18,0	FK
Käse-Nudeltopf, Minuto, *Birkel*, 1 Port., 250 g	278	6,2	K
Käsepastete mit Walnüssen, 50 % Fett i. Tr.	314	28,0	EF
Käsesahnetorte, TK, *Eismann*, 1 St.	305	13,1	FK
Käse-Sahne-Torte, TK, *Coppenrath & Wiese*, 1 St.	302	15,6	FK
Käsetoast mit Schinken und Ananas	257	14,8	F
Kasseler	151	7,5	EF
Kasseler Schulterbraten, *Du darfst*, 1 Port.	268	8,0	EK
Kastanie, s. Esskastanie			
Katenrauchwurst	365	32,1	EF
Katenschinkenwürfel, *Zimbo*	222	14,0	EF
Katfisch	80	1,9	E
Katfisch, geräuchert	124	3,6	E
Katzenpfötchen, *Katjes*	344	0,2	K
Kaugummi, 1 Streifen	8	0	K

Lebensmittel (verzehrbarer Anteil)	Kilo-kalorien kcal	Fett g	Nährwert
Kaviar, deutsch, 30 g	35	2,0	EF
Kaviar, russisch, 30 g	73	4,7	EF
Kefe	59	0,2	V
Kefir, 3,5 % Fett, 1 Becher	305	17,5	EF
Kefir, fettarm, *Müller*	49	1,5	E
Kefir, mit Sahne, 150 g	155	8,6	EF
Kefir, Vollmilch, 250 g	153	8,8	EF
Kefir-Drink, *Milram*, i.D.	71	1,4	EK
Keimöl	900	100	F
Keimöl, 1 EL	90	10,0	F
Keimöl, 1 TL	45	5,0	F
Kerbel, 1 EL	2	+	MV
Kernfett	900	100	F
Kessel Chips, *funny-frisch*, 1 Port., 30 g, i.D.	152	8,4	FK
Ketakaviar, 30 g	42	2,1	E
Ketalachs	202	13,6	EF
Ketchup	104	0,3	K
Ketchup, 1 EL	21	0,1	K
Ketchup, s. a. einzelne Sorten			
Ketchup & Mayonnaise Rot-Weiß, *Thomy*	428	39,5	FK
Kichererbsen, roh, 1 Port., 60 g	184	3,5	BE
Kichererbsensprossen, frisch	144	0,7	MV
Kidneybohnen, *Bonduelle*	86	0,7	EK
Kidneybohnen, Dose	104	0,6	BE
Kieler Sprotten	217	15,8	EF
Kinder bueno, *Ferrero*, 1 St.	122	8,0	FK
Kinder Country, *Ferrero*, 1 St.	131	7,9	FK
Kinder Happy Hippo Cacao, *Ferrero*, 1 St.	122	8,0	FK
Kinder Maxi King, *Ferrero*, 1 St.	182	13,1	FK
Kinder Pingui, *Ferrero*, 1 St.	135	8,9	FK
Kinder Riegel, *Ferrero*, 1 St.	118	7,3	FK
Kinder Schoko-Bons, *Ferrero*, 1 St.	33	2,1	FK
Kinder Schokolade, *Ferrero*, 1 St.	70	4,3	FK
Kinderketchup, Bio, *Zwergenwiese*	134	0,5	K
King Crab (TK und Dose)	94	2,0	E
King Prawns, TK, *Costa*	69	1,0	E
Kipfel, 1 St.	140	10,0	FK
Kipferl, *Bahlsen*	537	31,0	FK
Kir Royal	86	0	
Kiri mit Joghurt, *Bel*, 1 Port., 20 g	51	4,6	EF
Kiri mit Kräutern, *Bel*, 1 Port., 20 g	64	6,2	EF
Kiri mit Sahne, *Bel*, 1 Port., 20 g	62	5,9	EF
Kirschen, sauer	53	0,5	MV
Kirschen, sauer, Glas	88	0,3	K
Kirschen, süß	63	0,3	MV
Kirschen, süß, Glas	83	0,2	K
Kirschkonfitüre, 1 TL	25	+	K
Kirschli-Kuchen, BM, *Dr. Oetker*, 1 St.	284	14,9	FK
Kirschnektar	61	0,1	K
Kirschsaft, 0,2 l	82	0	KV
Kirschsirup, trinkfertig, Verdünnung 1 : 5	53	0,1	K
Kirschwasser, 40 %, 2 cl	48	0	
KitKat Chunky Classic, *Nestlé*, 1 Riegel, 40 g	211	11,3	FK

Lebensmittel (verzehrbarer Anteil)	Kilokalorien kcal	Fett g	Nährwert
KitKat Classic, *Nestlé*, 1 Riegel	217	12,2	FK
KitKat Mini, *Nestlé*, 1 Riegel	87	4,6	FK
Kiwi, 1 St., 80 g	40	0,5	V
Klaffmuschel	54	1,3	E
Klare Brühe, zubereitet, *Cenovis*, 1/8 l	7,5	0,5	
Klarer Schnaps, 32 %, 2 cl	36	0	
Klarer Schnaps, 38 %, 2 cl	42	0	
Kleiebrot	207	7,5	B
Kleiner Augenblick, Himbeer-Mascarpone, *Coppenrath & Wiese*, 1 Becher, 90 g	193	8,3	FK
Kleiner Augenblick, Pfirsich-Pannacotta, *Coppenrath & Wiese*, 1 Becher	172	7,8	FK
Kleingebäck	515	26,7	FK
Kletzenbrot	289	8,6	B
Klippfisch	185	0,7	E
Kluftsteak	222	14,1	EF
Knäckebrot, 1 Scheibe, 10 g, i.D.	32	0,2	BK
Knäckebrot, Delikatess, Bio, *Alnatura*	334	1,8	K
Knäckebrot Fit&Vital Ballaststoffe, *Wasa*, 1 Scheibe	33	0,6	BK
Knacki Geflügel, *Herta*, 1 St.	73	5,6	F
Knacki Original, *Herta*, 1 St.	104	9,7	F
Knackwurst, i.D.	300	28,0	F
Knisterbrot, Vollkorn, *3 Pauly*	351	4,3	K

Lebensmittel (verzehrbarer Anteil)	Kilokalorien kcal	Fett g	Nährwert
Knoblauch, 1 Zehe	7	0	MV
Knoblauchbutter, *Meggle*	583	62,0	F
Knoblauchsauce, *Kühne*	296	28,0	F
Knödel, halb & halb, im Kochbeutel, *Maggi*, 1 Port., 250 g	229	2,1	K
Knödel, rohe, im Kochbeutel, *Pfanni*, 1 Port., 2 St., 200 g	220	0,8	K
Knödel, Semmel-, selbstgemacht, 1 St.	139	6,5	FK
Knödel mit Räucherspeck, Semmel-, im Kochbeutel, *Pfanni*, 1 Port., 2 St., 200 g	300	13,0	FK
Knödelbrot	274	1,3	K
Knödelteig, halb und halb, FP, *Pfanni*, 1 Port., 2 St., 180 g	173	‹ 0,5	K
Knöpfle, FP, *Henglein*	164	3,1	K
Knoppers, *Storck*, 1 St.	137	8,3	FK
Knusperbrot Leicht & Cross, Roggen, *Griesson*, 1 St.	26	0,2	BK
Knusperbrot Leicht & Cross, Weizen, *Griesson*, 1 St.	27	0,2	K
Knusperbrötchen, glutenfrei, *Glutano*, 1 St.	117	1,5	K
Knuspermüsli Karamell, *Kölln*	453	17,0	FK
Knuspermüsli Klassik, *Kölln*	442	15,2	FK
Knuspermüsli Schoko Feinherb, 30 % weniger Fett, *Kölln*	409	10,2	K

Lebensmittel (verzehrbarer Anteil)	Kilokalorien kcal	Fett g	Nährwert
Knuspermüsli Schoko-Krokant, *Kölln*	453	19,3	FK
Knuspermüsli Vitalis, Knusper plus Nussmischung, *Dr. Oetker*, 1 Port. (40 g + 60 ml fettarme Milch)	226	10,0	FK
Knuspermüsli Vitalis weniger süß, Pur, *Dr. Oetker*, 1 Port. (40 g + 60 ml fettarme Milch)	204	7,2	FK
Knusperriegel Cappuccino, *Schneekoppe*, 1 St.	120	8,3	FK
Knusperriegel Sesam u. Honig, *Knusperone*, 1 St., 25 g	139	9,5	FK
Knusperschinken, Thüringer, *Zimbo*	129	5,0	EF
Kochkäse, 40 % Fett i. Tr.	187	13,9	EF
Kochkäse, Magerstufe, 10 % Fett i. Tr.	100	3,0	E
Kochschinken, 20 g	25	0,7	E
Kochschinken, geräuchert, *Rügenwalder Mühle*	105	2,3	E
Kochschokolade	496	26,0	FK
Kohl (Wirsing)	25	0,4	BV
Köhler (Seelachs)	81	0,9	E
Kohlrabi	23	0,1	MV
Kohlrabi, Rahm-, TK, *Iglo*	46	2,1	FM
Kohlrouladen, Menüschale, *Erasco*, 1 Port., 480 g	379	16,0	EF
Kohlrouladen, TK, *Eismann*, 1 Port., 200 g	243	16,8	EF
Kohlrübe	29	0,2	MV
Kohlsprossen	36	0,3	BV
Kokoschips, Bio, *Naturata*	653	62,0	F
Kokosfett	900	100	F
Kokosfett, 1 EL	90	10,0	F
Kokosmakronen, BM, i. D.	450	27,3	FK
Kokosmilch, Bio, *Alnatura*	220	22,2	F
Kokosnuss	363	36,5	F
Kokosraspel	606	62,0	BF
Kokossauce, Bio, thailändisch, *Naturata*	101	4,8	K
Kokos-Zwieback, *Brandt*, 1 St.	83	2,7	K
Kokos-Zwieback, *Brandt*	464	15,0	K
Kokos-Zwieback Minis, *Brandt*, 1 St.	28	1,0	K
Kölschbier, 0,2 l	84	0	K
Kommissbrot, 1 Scheibe, 40 g	84	0,3	B
Kompott, *Natreen*, i.D.	42	0,1	KV
Kondensmagermilch, gezuckert	269	0,2	K
Kondensmagermilch, ungezuckert	83	0,2	E
Kondensmilch, 4 % Fett	128	4,1	
Kondensmilch, 4 % Fett, 1 TL, 5 g	6	0,2	
Kondensmilch, 7,5 % Fett	133	7,6	F
Kondensmilch, 7,5 % Fett, 1 TL	7	0,4	F
Kondensmilch, gezuckert, 8 % Fett	320	8,8	K
Kondensmilch, gezuckert, 8 % Fett, 1 TL	16	0,4	K

Lebensmittel (verzehrbarer Anteil)	Kilokalorien kcal	Fett g	Nährwert
Kondensmilch, 10 % Fett	177	10,1	F
Kondensmilch, 10 % Fett, 1 Tassenpkg.	14	0,8	F
Kondensmilch, 10 % Fett, 1 TL	8,9	0,5	F
Konfitüre, Light, *Zentis*, i.D.	114	0,2	K
Konfitüre Extra, *Landliebe*, i.D.	229	0,2	K
Konfitüre Extra, *Natreen*, i.D.	127	0,2	K
Konfitüre Extra, *Schwartau*, i.D.	230	0,2	K
Königsberger Klopse, Menüschale, *Erasco*, 1 Port., 480 g	480	25,0	EF
Königsberger Klopse, Menüschale, *Sonnen Bassermann*, 1 Port., 480 g	590	23,0	FK
Königsberger Klopse, TK, *Eismann*, 1 Port., 250 g	314	22,5	F
Königsgemüse, Rahm-, TK, *Iglo*	56	2,4	BF
Kopfsalat	11	0,2	V
Korinthen	259	0,6	BK
Korkzieher, Hartweizennudeln, *3 Glocken*	352	1,5	EK
Korn, 32 %, 2 cl	36	0	
Korneck, *Kamps*, 1 St.	379	18,0	FK
Kornfranck Gold, koffeinfreier Landkaffee, *Tartex*, 100 g	337	0,2	
Körniger Frischkäse	81	2,9	EF
Krabben, ausgelöst	87	1,4	E
Krabbensalat, *Weight Watchers*	93	4,0	EF
Krabbensalat in Cocktailsauce, *Nadler*	295	29,1	EF
Kräcker	450	14,0	K
Kräcker, glutenfrei, *3 Pauly*	477	21,0	FK
Kraftklotz, Vollkornbrot, *Lieken Urkorn*, 1 Scheibe	116	0,8	BK
Krakauer, i.D.	299	26,5	EF
Krapfen, 1 St., ca. 65 g	206	7,7	FK
Kraut, Rot-	22	0,2	BV
Kräuter, 1 EL	2	+	MV
Kräuterbutter original, *Meggle*	581	62,5	F
Kräuteressig, *Hengstenberg*	17	0	
Kräuter-Frischkäse, 60 % Fett i. Tr., *Bresso*	240	22,0	EF
Kräuter-Frischkäse Balance, 15 % Fett, *Bresso*	183	15,0	E
Kräuter-Frischkäse Der Sahnige, *Exquisa*	244	23,0	F
Kräuter-Käse-Sauce, *Knorr*	85	5,0	FK
Kräuterlikör, 2 cl, i.D.	50	0	
Kräuterlinge, *Knorr*, i.D.	210	7,0	K
Kräuterquark, original, Gervais, *Danone*	115	7,3	EF
Kräuterquark, pikant, Gervais, *Danone*	117	7,5	EF
Kräutertee	0	0	
Krautsalat, schnittfrischer, *Nadler*	95	4,0	FV
Krautschupfnudeln, *Bürger*, 1 Pkg., 400 g	360	5,2	K
Krebs, Fluss-, ausgelöst	65	0,5	E

Lebensmittel (verzehrbarer Anteil)	Kilo-kalorien kcal	Fett g	Nährwert
Krebsfleisch, Dose	87	1,7	E
Kren	63	0,3	BV
Kren, gerieben, 1 TL	6	+	V
Kreppel, 1 St., ca. 65 g	206	7,7	FK
Kresse	33	0,7	MV
Kresse, 1 Kästchen, 25 g	8,3	0,2	MV
Krimsekt, halbtrocken	83	0	
Krimsekt, süß	95	0	
Krokant, i.D.	451	12,3	K
Kroketten, TK, *McCain*	213	9,0	FK
Krustenbraten, *Zimbo*	152	8,0	EF
Kuchenglasur, dunkel, *Dr. Oetker*	604	43,0	FK
Kukuruz	86	1,2	
Kulturheidelbeeren	37	0,6	BM
Kümmelkäs, 45 % Fett i. Tr., *Striegistaler Zwerge*	287	22,0	EF
Kümmellikör, 2 cl	50	0	
Kümmelschnaps, 32 %, 2 cl	40	0	
Kümmelstange	465	23,9	FK
Kumquat	64	0,3	MV
Kumquat, 1 St., 10 g	6	0	MV
Kumquat, eingelegt	94	0,3	K
Kürbis	25	0,1	MV
Kürbis, eingelegt, *Kühne*	90	0,1	K
Kürbiscremesuppe, mit Ingwer, *Sonnen Bassermann*	37	1,6	KV
Kürbiskernbrot, Bio, *Alnatura*	211	4,1	BK
Kürbiskernbrötchen, *Kamps*, 1 St.	305	12,8	FK
Kürbiskerne, 20 g	113	9,1	MF
Kürbiskernöl, Bio, *Vitaquell*, 1 EL	82	9,1	FV
Kürbiskernöl, Bio, *Vitaquell*	819	91,0	FV
Kutteln, Kalbs-	134	8,3	EF
Kuvertüre, Vollmilch, *Dr. Oetker*	560	35,0	FK
Kuvertüre, Zartbitter, *Dr. Oetker*	559	36,0	FK
Kuvertüre, Weiß, *Dr. Oetker*	582	38,3	FK
La Vache qui rit, Light, *Bel*	145	7,0	EF
La Vache qui rit, Original, *Bel*	239	19,0	EF
Labskaus, Hanseaten-, *Buss*	105	5,5	EF
Lachs, geräuchert	289	19,4	EF
Lachs (Salm)	202	13,6	EF
Lachs in Blätterteig, TK, *Eismann*, 1 Port.	386	21,0	EF
Lachs in Öl	271	22,8	EF
Lachsersatz (Seelachs) in Öl	150	8,0	EF
Lachsfilet-Stäbchen, TK, *Iglo*, 1 St.	63	2,7	EF
Lachsschinken, Puten-, *Höhenrainer*	116	2,0	E
LactoZero Quark-Joghurt-Creme, Frucht, *Ehrmann*, i.D.	124	5,5	EF
LactoZero Quark-Joghurt-Creme, Stracciatella, *Ehrmann*	138	6,7	EF
Lagerbier, hell, 0,3 l	111	0	
Lakritz-Konfekt, *Haribo*, i.D.	383	6,5	K
Lakritz-Schnecken, *Haribo*	317	0,7	K
Laktosefreie Vollmilchschokolade, *Schneekoppe*	551	34,0	FK

Lebensmittel (verzehrbarer Anteil)	Kilokalorien kcal	Fett g	Nährwert
Laktosefreier Butterkeks, Mini, *Schneekoppe*	471	19,0	FK
Lammfilet	112	3,4	E
Lammfleisch, Brust	381	37,0	F
Lammfleisch, Keule, Schlegel	234	18,0	EF
Lammfleisch, Lende	194	13,2	EF
Lammkotelett	348	32,0	EF
Lammleber	133	4,0	E
Lammniere	96	3,0	E
Lammschnitzel	131	6,1	EF
Lammzunge	194	14,8	EF
Landbrot, glutenfrei, *Schär*, 1 Scheibe	115	1,7	K
Landbrot, Roggenmischbrot, *Lieken Urkorn*, 1 Scheibe	80	0,4	BK
Landjäger, 30 g	141	12,8	F
Landleberwurst, *Du darfst*	258	21,0	F
Landleberwurst, Puten-, grob, *Höhenrainer*	294	26,0	F
Landmilch, 1,5 % Fett, *Landliebe*	46	1,5	E
Landmilch, mind. 3,8 % Fett, *Landliebe*	65	3,8	EF
Landschinken, *Herta*	112	3,0	E
Langostinos	84	1,1	E
Languste	84	1,1	E
Lasagne Bolognese, *Weight Watchers*, 1 Port.	256	4,2	EK
Lasagne Bolognese, TK, *Frosta*	133	7,3	FK
Lassi Ananas-Kokos, Bio, *Alnatura*, 1 Becher, 230 ml	242	9,7	K
Lassi Himber, Bio, *Alnatura*, 1 Becher, 230 ml	214	6,9	K
Lassi Mango, Bio, *Alnatura*, 1 Becher, 230 ml	220	7,1	K
Lätta, Halbfettmargarine, 39 % Fett	354	39,0	F
Lätta extra fit, 28 % Fett	264	28,0	F
Lauch	25	0,3	V
Lauchcremesuppe, *Knorr*, 1 Port., 250 ml	110	7,5	FK
Lauch-Creme mit Knusper-Croutons, Heiße Tasse, *Erasco*, 1 Port., 150 ml	84	4,1	K
Laugenbrezel, 1 St., 50 g	113	0,9	K
Laugenbrötchen, *Kamps*, 1 St.	237	2,8	K
Laugenbrötchen, zum Selberbacken, *Ditsch*, 1 St.	210	3,3	K
Le Kir, 0,2 l	136	0	
Leberkäse, i.D.	297	27,5	EF
Leberkäse, Thüringer, *Zimbo*, 1 Scheibe	48	4,0	F
Leberknödel, 2 St.	163	8,2	FK
Leberknödelsuppe, *Erasco*, 1 Port.	125	7,7	FK
Leberpastete, 30 g	94	8,6	F
Leberpresssack, 30 g	105	9,8	F
Leberspätzle	195	6,0	E
Leberwurst, Geflügel-	275	23,0	EF
Leberwurst, grob, 30 g	98	8,8	F
Leberwurst, Kalbs-, 30 g	103	9,6	F
Leberwurst, mager, i.D.	257	21,0	EF

Lebensmittel (verzehrbarer Anteil)	Kilo-kalorien kcal	Fett g	Nährwert
Leberwurst, Pfälzer, *Du darfst*	258	21,0	EF
Leberwurst, Pommersche, fein, *Rügenwalder Mühle*	326	30,0	F
Leberwurst, Pommersche, grob, *Rügenwalder Mühle*	239	19,0	EF
Leberwurst, Schnittlauch-, *Du darfst*	262	21,0	EF
Lebkuchen, i.D.	402	12,9	K
Lebkuchen-Konfekt, Dresdner, *Dr. Quendt*	408	15,8	FK
Leckermäulchen Klassik, Erdbeere, *Frischli*, 1 Becher, 150 g	183	6,0	EF
Leckermäulchen Mini, Erdbeer, *Frischli*, 1 Becher	61	2,0	EF
Leerdammer, Caractère, *Bel*	377	30,5	EF
Leerdammer, Léger, *Bel*	271	17,0	EF
Leerdammer, Original, *Bel*	356	27,5	EF
Leibniz Zoo, *Bahlsen*	445	12,0	K
Leichtbier, 0,5 l, i.D.	135	0	
Leichter Genuss, *Schwartau*, i.D.	170	0,2	K
Leinöl, *Schneekoppe*	830	92,0	FV
Leinöl, kaltgepresst, *Vitaquell*	819	91,0	FV
Leinöl, kaltgepresst, *Vitaquell*, 1 EL	82	9,1	FV
Leinsamen, geschrotet, *Schneekoppe*	518	42,0	BF
Leinsamen, ungeschält, 1 EL	59	4,6	BF
Leinsamen Plus, *Schneekoppe*	418	22,0	BF

Lebensmittel (verzehrbarer Anteil)	Kilo-kalorien kcal	Fett g	Nährwert
Leinsamenbrot	226	2,2	B
Leinsamenbrot, 1 Scheibe, 40 g	90	0,9	B
Leinsamenschrot, 20 g	94	6,2	BF
Leinsamenschrot, 15 g	71	4,6	BF
Leinsamenschrot, 10 g	47	3,0	BF
Leinsamenschrot, 5 g	24	1,5	BF
Leipziger Allerlei, *Bonduelle*	53	0,5	KV
Lengfisch	82	0,2	E
Likör, 2 cl, i.D.	57	*	
Limabohnen, roh	275	1,4	BE
Limburger Käse, 40 % Fett i. Tr., *St. Mang*	264	19,0	EF
Limburger Käse, 9 % Fett absolut, *St. Mang*	186	9,0	EF
Limette, 1 St., 60 g	23	1,4	V
Limettensaft, 1 EL	10	0,3	V
Limettensaft, 1 TL	5	0,1	V
Limonade, 0,33 l, i.D.	162	+	K
Limonade, Orange, 30 % Saftgehalt, kalorienarm, 0,33 l, i.D.	40	+	K
Limonade, Orange, 8 % Saftgehalt, kalorienarm, 0,33 l, i.D.	30	+	K
Limone, 1 St., 60 g	23	1,4	V
Linde's Kornkaffee, *Nestlé*, 1 Tasse	14	0,1	
Linée, Guave-Rhabarber, *Gerolsteiner*	18	+	
Linée, Mango-Grapefruit, *Gerolsteiner*	17	+	
Linguine in Champignon-Sahnesauce, *Weight Watchers*, 1 Port., 400 g	344	7,2	K
Linsen, *Bonduelle*	91	0,5	BK

Lebensmittel (verzehrbarer Anteil)	Kilo-kalorien kcal	Fett g	Nährwert
Linseneintopf, Westfälischer, *Erasco*, 1 Port., 400 g	260	3,6	BK
Linseneintopf, *Weight Watchers*, 1 Port., 400 g	288	5,2	BE
Linsenglück, *Meica*	99	5,0	EF
Linsensuppe, Leichter Genuss, *Sonnen Bassermann*	48	0,3	BE
Linsentopf mit Speck, *Knorr*, 1 Port., 300 ml	230	3,0	BE
Linsentopf mit Würstchen, *Sonnen Bassermann*	93	3,6	EF
Lion, *Nestlé*, 1 Riegel	203	9,3	FK
Lion Kingsize, *Nestlé*, 1 Riegel	320	14,9	FK
Litchi (Lychee)	75	0,3	MV
Litchi (Lychee), 1 St., 30 g	23	0,1	MV
Löffelbiskuit, 1 St.	30	0,3	K
Loganbeere	64	+	BV
Longane (Drachenauge)	70	0,8	V
Loquat	44	0,2	V
Loquat, 1 St., 25 g	11	0,1	V
Löskaffee	1	+	
Lotte (Seeteufel)	66	0,7	E
Löwenzahnblätter	27	0,6	BV
Luncheon Meat	294	25,4	F
Lyoner, i.D.	308	29,2	EF
M&M's Choco, *Mars*	479	20,7	FK
M&M's Crispy, *Mars*	492	24,4	FK
M&M's Peanut, *Mars*	506	25,4	FK
Maaslander, 50 % Fett i. Tr.	355	29,6	EF
Macadamiacreme Selection, Bio, *Alnatura*	676	57,8	F
Macadamianuss	703	73,0	FV
Macadamianussöl, kaltgepresst, Bio, *Vitaquell*	819	91,0	F
Macao Mandel, *Mövenpick*, 1 St.	277	17,8	FK
Macao Vanilla, *Mövenpick*, 1 St.	253	16,4	FK
Maccheroni, *Buitoni*	350	1,9	K
Madeira, 5 cl	84	0	
Madeleine	413	20,4	FK
Magenbitter, 2 cl	50	0	
Magermilch, 0,25 l	88	0,3	E
Magermilchjoghurt, 0,1 % Fett, 150 g	51	0,2	E
Magermilchjoghurt mit Früchten, 0,3 % Fett, 150 g	114	0,2	EK
Magerquark	72	0,3	E
Maggi-Würze, 1 TL	5	0	
Magic Asia gebratene Nudeln, *Maggi*, 1 Port., 138 g	274	7,6	K
Magic Asia Nudel-Snack, FP, *Maggi*, 1 Port., i.D., 360 g	263	12,0	FK
Magic Asia Nudeln, süß-sauer, *Maggi*, 1 Port., 285 g	242	1,8	K
Magnum After Dinner, *Langnese*, 1 St.	102	7,0	FK
Magnum Classic, *Langnese*, 1 St.	260	16,0	FK
Magnum Mandel, *Langnese*, 1 St.	285	18,0	FK
Magnum Yoghurt fresh, *Langnese*, 1 St.	250	15,0	FK
Mainzer Handkäse	126	0,7	E
Mais, ganzes Korn	323	3,8	BK

Lebensmittel (verzehrbarer Anteil)	Kilo-kalorien kcal	Fett g	Nährwert
Maischips Natur, Bio, *Alnatura*	480	21,5	FK
Maisgrieß	339	1,1	K
Maiskeimöl, Bio, *Vitaquell*	819	91,0	FV
Maiskeimöl, Bio, *Vitaquell*, 1 EL	82	9,1	FV
Maiskölbchen, *Hengstenberg*	31	0,4	
Maismehl	323	2,8	BK
Maisstärke	346	0,1	K
Maisstärke, 1 EL	52	+	K
Maisstärke, 1 TL	26	+	K
Maiswaffeln, natur, Bio, *Alnatura*	386	0,9	K
Maizena	350	+	K
Maizena, 1 EL	53	+	K
Maizena, 1 TL	26	+	K
Makkaroni, gekocht, (= 30 g roh)	106	0,8	K
Makkaroni, roh, (= 350 g gekocht)	354	2,8	K
Makrele	182	11,9	EF
Makrele, geräuchert	222	15,5	EF
Malaga, 5 cl	80	0	
Maltesers, *Mars*	505	24,7	FK
Malzbier, 0,33 l	158	0	K
Malzkaffee, 1 Tasse	7	0	
Mamba, *Storck*, 1 St., i.D.	17	0,2	K
Mandarine	46	0,3	V
Mandarine, 1 St., 40 g	18	0,1	V
Mandarinensaft, 0,2 l	92	0,6	KV
Mandarin-Orangen, *Natreen*	34	0,2	K
Mandarin-Orangen, Libbys Obstkonserven, *Nestlé*	56	0,1	K
Mandel	583	54,1	FV
Mandeldrink, Bio, *Provamel*	47	2,9	K
Mandelhörnchen, glutenfrei, *Schär*, 1 St.	373	22,5	FK
Mandelmakrone	376	24,0	FK
Mandelmakrone, 1 St.	38	2,4	FK
Mandelmus, 20 g	133	11,8	FV
Mandel Clusters, *Nestlé*, 1 Port. (30 g + 125 ml fettarme Milch)	178	4,3	K
Mandelöl, kaltgepresst, *Vitaquell*	819	91,0	FV
Mandelschnitte, Bio, *Alnatura*, 1 Riegel	344	17,3	FK
Mandelsplitter, 1 TL	58	5,4	FV
Mango	57	0,5	V
Mango, 1 St., 250 g	143	1,3	V
Mango, Dose	82	0,2	K
Mango, getr., Bio, *Alnatura*	316	1,1	K
Mango-Chutney, Bio, *Naturata*	176	0,2	K
Mangold	14	0,3	BV
Mangosaft, *Pago*	57	0,1	KV
Manhattan, 6 cl	145	0	
Maoam Kracher, *Haribo*	408	5,1	K
Maoam Lakritz Kracher, *Haribo*	408	5,1	K
Maoam Würfel, *Haribo*	394	6,4	K
Maple Syrup, 1 EL	40	0	K
Margarine	722	80,0	F
Margarine, 1 EL	72	8,0	F
Margarine, 1 TL	36	4,0	F
Margarine, halbfett	368	40,0	F
Margarine, halbfett, 1 TL	18	2,0	F
Marille	43	0,1	MV
Marille, 1 St., 50 g	22	0,1	MV

Lebensmittel (verzehrbarer Anteil)	Kilokalorien kcal	Fett g	Nährwert
Marille, Dose	71	0,1	K
Marille, gespritzt, *Pago*	29	0,1	KV
Marille, getr.	240	0,5	BK
Marille, getr., 25 g	60	0,1	BK
Marillenkonfitüre, 1 TL	25	+	K
Marillensaft, *Pago*	62	0,1	KV
Marillenschnaps, 2 cl	65	*	
Markklößchensuppe, *Erasco*, 1 Port., 260 ml	138	9,1	F
Markklößchentopf, *Erasco*, 1 Port., 400 g	176	6,8	F
Marmelade, 1 TL, i.D.	27	+	K
Marmor-Kekse Dinkel, Bio, *Alnatura*	447	18,4	FK
Marmorkuchen, BM, *Dr. Oetker*, 1 St., 35 g	160	8,4	FK
Marmorkuchen, glutenfrei, *Glutano*, 1 Scheibe, 31 g	136	7,1	FK
Marmorwolke, BM, *Dr. Oetker*, 1 St., 63 g	215	7,8	FK
Marone	196	1,9	BK
Marone, 8 St., 45 g	88	0,9	BK
Mars, 1 St., 51 g	228	8,5	FK
Mars Eisriegel, 1 St., 51 g	139	7,5	FK
Mars Miniatures, 1 St., 10 g	45	1,7	FK
Marsala, 5 cl	56	0	
Marshmallows	333	0	K
Martini-Cocktail, 6 cl	150	0	
Märzenbier, 0,5 l	225	0	
Marzipan	493	25,0	FK
Marzipankartoffel, 1 St., 5 g	21	0,8	FK
Marzipan-Rohmasse, *Zentis*	459	28,0	FK
Mascarpone, *Galbani*	412	41,5	F
Mascarpone, 70 % Fett i. Tr.	460	47,5	F

Lebensmittel (verzehrbarer Anteil)	Kilokalorien kcal	Fett g	Nährwert
Matjesfilet, 1 St., 80 g	210	17,8	EF
Maulbeeren	38	0	V
Maultaschen, Unsere Besten, *Bürger*, 1 Pkg., 300 g	716	25,6	K
Maultaschen, frisch, *Steinhaus*, 1 Pkg., 300 g	675	27,0	EF
Maultaschen, Fitness-, *Bürger*, 1 Pkg., 300 g	501	8,7	K
Maultaschen mit Frischkäse, *Bürger*, 1 Pkg., 300 g	780	39,6	FK
Mayonnaise, 50 % Fett	490	52,0	F
Mayonnaise, 50 % Fett, 1 EL	49	5,2	F
Mayonnaise, 80 % Fett	760	80,0	F
Mayonnaise, 80 % Fett, 1 EL	76	8,0	F
Mayonnaise, légère, *Thomy*, 1 Glas, 250 g	263	12,0	F
Meeräsche, 1 St., 150 g	191	10,2	EF
Meerrettich	63	0,3	BV
Meerrettich, *Hengstenberg*	151	9,8	F
Meerrettich, gerieben, 1 TL	6	+	V
Meerrettich, Tube, *Thomy*	448	39,7	F
Meerrettichsahne, 1 EL	29	2,6	F
Meersalz, *Alnatura*	0	0	M
Mehl, Type 405	335	1,0	K
Mehl, Type 405, 1 EL	34	0,1	K
Mehl, Type 405, 1 TL	17	0,05	K
Mehlschwitze, dunkel, *Mondamin*, 2 EL, 25 g	145	10,0	FK
Mehlschwitze, hell, *Mondamin*, 2 EL, 25 g	144	10,0	FK

Lebensmittel (verzehrbarer Anteil)	Kilo-kalorien kcal	Fett g	Nährwert
Mehrkornbrot, *Lieken Urkorn*, 1 Scheibe	134	2,5	BK
Mehrkornbrötchen, *Kamps*, 1 St	226	5,2	BK
Mehrkornbrötchen Unsere Goldstücke, TK, *Coppenrath & Wiese*, 1 St.	177	2,9	BK
Merci, Große Vielfalt, *Storck*, 1 St., i.D.	70	4,6	FK
Merci Petits, Chocolate Collection, *Storck*, 1 St., i.D.	36	2,4	FK
Merrettich ohne Sahne, Bio, *Vitam*	245	19,5	F
Messino, Edelherb, *Bahlsen*	407	15,0	FK
Messino, Vollmilch, *Bahlsen*	410	14,0	FK
Mett	243	19,0	F
Mettwurst, i.D.	292	24,0	F
Mettwurst, Braunschweiger, i.D.	390	37,2	F
Mexikanischer Bohnentopf, *Sonnen Bassermann*	82	1,9	BE
Mezzo Mix Orange, *Coca-Cola*, 0,25 l	107	0	K
Mezzo-Mix Zero, *Coca-Cola*, 0,25 l	3	0	
Miesmuschel	69	2,0	E
Mikado, Milchschokolade/Zartbitter, *Kraft*, 1 St.	11	0,4	FK
Milch, 3,5 % Fett, 0,2 l	128	7,0	EF
Milch, fettarm, 1,5 % Fett, 0,2 l	94	3,0	E
Milchkakao, 0,25 l	208	8,5	K
Milchnudeln Vanillegeschmack, *Dr. Oetker*, 1 Port., 308 g	336	4,6	K
Milchpudding Schokolade & Vanillesoße, Puddis, *Campina*, 1 Becher	140	3,0	K
Milchpudding Vanille & Schokosoße, Puddis, *Campina*, 1 Becher	127	2,4	K
Milchpulver, mager	345	1,0	E
Milchreis, Leicht & Lecker, *Müller*, 1 Becher, i.D.	152	4,6	K
Milchreis, Original, *Müller*, 1 Becher, i.D., 200 g	202	5,2	K
Milchreis nach klass. Art, Bio, *Dr. Oetker*, 1 Port., 312 g	356	4,1	K
Milchschaum, Sprühfertig, *Bärenmarke*	58	1,8	E
Milchschnitte, *Ferrero*, 1 St.	118	7,8	FK
Milchschokolade, i.D.	531	30,0	FK
Milch-Schoko-Riegel, Bio, *Alnatura*, 1 St.	131	9,2	FK
Milch-Strudel, Puddis, *Campina*, 1 Becher, i.D.	116	4,2	K
Milchzwerge, *Danone*, 1 Becher	48	1,5	K
Milk Drink, Erdbeergeschmack, *Ramli*, 1 Pkg.	76	0,2	K
Milk Drink, Schoko, *Ramli*, 1 Pkg.	76	0,6	K
Milk Drink, Vanille, *Ramli*, 1 Pkg.	72	0,2	K
Milka Cake & Choc, 5 St.	144	7,1	FK

Lebensmittel (verzehrbarer Anteil)	Kilokalorien kcal	Fett g	Nährwert
Milka Lila-Pause, 1 Riegel, i.D.	209	13,0	FK
Milka Tender, Milch	430	21,0	FK
Milken	101	3,4	EF
Milky Way, *Mars*, 1 St., 21,5 g	96	3,3	FK
Milky Way, Minis, *Mars*, 1 St., 15,5 g	69	2,4	FK
Milky Way Crispy Rolls, *Mars*, 1 St., 13 g	65	3,4	FK
Mineralwasser	0	0	M
Minestrone, *Buss*	37	0,8	V
Minestrone, Leichter Genuss, *Sonnen Bassermann*	30	0,3	V
Mini Milk Erdbeer, *Langnese*, 1 St.	30	0,7	K
Mini Milk Vanille, *Langnese*, 1 St.	30	0,7	K
Mini Quadretties, Alpenmilch, *Ritter Sport*, 1 St.	27	1,6	FK
Mini Quadretties, halbbitter, *Ritter Sport*, 1 St.	26	1,7	FK
Mini Quadretties, Knusperflakes, *Ritter Sport*, 1 St.	26	1,5	FK
Mini Quadretties, Mandel, *Ritter Sport*, 1 St.	27	1,8	FK
Mini Wini Würstchen, Singles, *Meica*	232	20,0	F
Mini-Hacklet-Pfanne, TK, *Apetito*, 1 Port.	455	21,0	EK
MinusL, laktosefreie Butter, *Omira*	743	82,0	F
MinusL, laktosefreie Eiskrem, Erdbeer, *Omira*	195	9,3	FK
MinusL, laktosefreie Eiskrem, Vanille, *Omira*	214	10,4	FK
MinusL, laktosefreier Fleischsalat, *Omira*	302	27,5	F
MinusL, laktosefreie haltbare Milch, 1,5 % Fett, *Omira*	47	1,5	E
MinusL, laktosefreie haltbare Vollmilch, 3,8 % Fett, *Omira*	67	3,8	EF
MinusL, laktosefreie Schlagsahne, *Omira*	319	33,0	F
MinusL, laktosefreier Joghurt natur, *Omira*	72	3,8	EF
MinusL, laktosefreier Milchpudding, Schoko, *Omira*	128	5,2	FK
MinusL, laktosefreier Milchpudding, Vanille, *Omira*	99	3,2	K
MinusL, laktosefreier Quark, Magerstufe, *Omira*	70	0,3	E
MinusL, laktosefreier Sahne-Heringsfilets, *Omira*	202	16,1	F
MinusL, laktosefreier Zaziki, *Omira*	234	22,2	F
Mirabelle	67	0,2	MV
Mirabelle, 1 St., 10 g	7	0	MV
Mirabellen, Glas, *Natreen*	36	0,1	K
Miracel Whip Balance, *Kraft*	140	10,5	F
Miracel Whip So leicht, *Kraft*	109	5,2	F
Miracoli, Linguini mit Tomate-Mozzarella-Sauce, *Mars*, 1 Port.	395	8,3	K

Lebensmittel (verzehrbarer Anteil)	Kilokalorien kcal	Fett g	Nährwert
Miracoli, Maccaroni Tomate-Kräuter, *Mars*, 1 Port.	390	8,0	K
Miracoli, Spaghetti Carbonara, *Mars*, 1 Port.	470	14,5	K
Miracoli, Vollkornspaghetti mit Tomaten-Sauce, *Mars*, 1 Port.	362	7,7	BK
Miracoli, Spaghetti Bolognese, *Mars*, 1 Port.	445	13,0	EK
Miracoli Pastasauce, Arrabbiata, *Mars*	96	3,7	K
Miracoli Pastasauce, Tomate Kräuter, *Mars*	94	4,0	FK
Miracoli Pastasauce, Tomate Ricotta, *Mars*	127	7,2	FK
Miree, französische Kräuter, *Karwendel*	244	23,0	F
Miree, Meerrettich, *Karwendel*	240	22,5	F
Mischbrot, Roggen-	212	1,1	BK
Mischbrot, Roggen-, 1 Scheibe, 40 g	85	0,4	BK
Mischbrot, Weizen-	224	1,1	BK
Mischbrot, Weizen-, 1 Scheibe, 40 g	90	0,4	BK
Mispel (Loquat), 100 g	40	0,2	V
Mispel (Loquat), 1 St., 25 g	10	0,1	V
Mixed Pickles, *Hengstenberg*	23	0	
Mjölk Knäckebrot, *Wasa*, 1 Scheibe	32	0,2	BK
Mockturtle nach Ammerländer Art, *Buss*	102	4,0	EF
Mohnback, *Dr. Oetker*	298	12,5	FK
Mohnkuchen, *Dr. Oetker*, 1 St., 35 g	156	7,7	FK
Mohnsamen	477	42,2	BF
Möhrchen, Dose, *Bonduelle*	25	0,5	V
Möhre	25	0,2	MV
Möhrensaft, *Schneekoppe*	31	0,1	V
Möhrentopf mit Fleischklößchen, *Sonnen Bassermann*	39	1,6	F
Mokkabohnen, Zartbitterschokolade, *Dr. Oetker*	501	27,7	FK
Mokka-Flip, 7 cl	246	10,9	FK
Molke, *Müller*, i.D.	30	0,1	K
Molke, süß, 0,25 l	63	0,5	E
Molkenkur Pur, Pulver, Bio, *Dr. Ritter*, 1 EL	52	0,2	EK
Molkenpulver	347	1,0	K
Molke-Riegel, Vanille, Bio, *Alnatura*, 1 St.	134	5,7	FK
Mon Chéri, *Ferrero*, 1 St.	47	2,1	FK
Mondamin, Speisestärke	355	0,5	K
Mondamin, Speisestärke, 1 TL	11	0	K
Mondamin Soßenbinder, dunkel	360	0,1	K
Mondamin Soßenbinder, für Gemüse	462	25,0	FK
Mondamin Soßenbinder, hell	379	0,5	K
Monsterbacke, Fruchtquark, Quetschbeutel, *Ehrmann*, i.D.	105	2,9	E
Monsterbacke, Knisterjoghurt, *Ehrmann*, i.D.	115	3,0	K
Monte, Schoko, *Zott*, 1 Becher	107	7,3	FK

Lebensmittel (verzehrbarer Anteil)	Kilokalorien kcal	Fett g	Nährwert
Monte, Schoko, weniger süss, *Zott*, 1 Becher	97	7,3	FK
Monte Drink, *Zott*	83	2,1	K
Moosbeeren	35	0,7	V
Morbier, 40 % Fett i. Tr.	297	22,4	EF
Morchel	15	0,3	BE
Morchel, getr.	98	2,8	BE
Mortadella, 30 g, i.D.	93	9,9	F
Mountain Dew, *Pepsi*, 0,25 l	125	0,1	K
Mousse au Chocolat, *Müller*, 1 Becher	106	4,9	FK
Mousse Chocolat, *Dr. Oetker*, 1 Becher	189	9,2	FK
Mousse Rotwein, *Dr. Oetker*, 1 Becher	182	7,1	FK
Mozartkugeln	500	25,5	FK
Mozzarella	263	21,0	EF
Mozzarella, di Latte di Bufala, *Galbani*	276	24,0	EF
Mozzarella, light, *Galbani*	167	9,0	EF
Muffins, BM, *Dr. Oetker*, 1 St.	224	13,2	FK
Mühlen-Würstchen, geräuchert, *Rügenwalder Mühle*	286	26,0	F
Müllermilch, *Müller*, i.D.	76	1,4	EK
Müllermilch die Leichte, *Müller*, i.D.	50	0,1	EK
Müllermilch Typ Kaffee, *Müller*, i.D.	68	1,8	K
Multifrucht, Mehrfruchtsaft, Bio, *Rabenhorst*	47	0,1	V
Multikorn-Fleks, Bio, *Kölln*	382	3,8	K
Multikornflocken, Bio, *Kölln*	353	4,7	BK
Multivitamin-Drink ACE + F, *Müller*	29	0,1	V
Multivitamin-Mehrfruchtnektar, Trinkgenuss, *Granini*	50	0,2	KV
Multivitamin-Mehrfruchtsaft, *Vitaborn*	46	0,1	KV
Mungobohnenkeime, *Bonduelle*	17	0,1	BE
Münsterkäse, 45 % Fett i. Tr., *St. Mang*, 125 g	296	23,0	EF
Münsterkäse, 50 % Fett i. Tr., 125 g	412	32,5	EF
Mürbeteig, frisch, *Henglein*	391	19,0	FK
Mürbeteig, Frischteig, gebacken, *Nestlé*	514	29,4	FK
Muschelfleisch	69	2,0	E
Muscheln, natur, Dose	68	1,3	E
Muskateller, 5 cl, i.D.	78	0	
Müsli, Cranberry, *Kölln*	349	5,7	K
Müsli, Früchte-, ohne Zucker, 1 Port., 40 g, i.D.	133	1,7	B
Müsli, Erdbeer-Joghurt, *Kölln*	404	11,8	BK
Müsli, Früchte, *Kölln*	369	7,6	BK
Müsli, Schoko-, 1 Port., 40 g, i.D.	171	5,4	K
Müsli Cranberry, 1,5 % Fett, *Landliebe*, 1 Becher	170	1,8	K
Müsli Fruit, glutenfrei, *Schär*	389	8,4	BK
Müsli Traditionell, 3,8 % Fett, *Landliebe*, 1 Becher	163	3,9	K
Müslikeks, i.D.	458	18,8	FK

Lebensmittel (verzehrbarer Anteil)	Kilokalorien kcal	Fett g	Nährwert
Müslimischung, 1 Port., 40 g, i.D.	138	2,6	B
Müsli-Pause, Cranberry, *Schneekoppe*, 1 St.	97	2,2	K
Müsliriegel, Ahorn-Dattel, Bio, *Alnatura*, 1 St.	98	2,4	K
Müsliriegel, Birne-Apfel, *Schneekoppe*, 1 St., 25,5 g	82	1,5	BK
Müsliriegel, Schoko, Bio, *Alnatura*, 1 St.	102	3,9	K
Müsli-Schnecken, 1 St.	65	4,6	FK
Müslix, Fruit, *Kellogg's*, 1 Port. (45 g + 125 ml fettarme Milch)	276	12,0	FK
Nährbier, 0,33 l	180	0	K
Napoletana Pastasauce, *Bernbacher*	54	2,6	FK
Naps Mix, *Milka*, 5 St., i.D.	135	7,5	FK
Nasi Goreng, *Weight Watchers*, 1 Port., 350 g	224	2,8	EK
Nasi Goreng, TK, *Frosta*	97	1,9	EK
Naturals Chips, mit Balsamico, *Lorenz*, 1 Port., 30 g	159	9,6	FK
Naturals Chips leicht, fein gesalzen, *Lorenz*, 1 Port., 30 g	143	6,9	FK
Naturell plus Frucht, Apfel, *Gerolsteiner*	11	0	
Naturell plus Frucht, Zitrone, *Gerolsteiner*	9	0	
Naturreis, Rundkorn, Bio, *Spielberger*	361	1,9	BK
Neapolitaner Schnitten, *Manner*, 1 Pkg., 75 g	364	16,2	FK

Lebensmittel (verzehrbarer Anteil)	Kilokalorien kcal	Fett g	Nährwert
Nektarine	53	0,1	V
Nektarine, 1 St., 125 g	66	0,1	V
Nescafé Cappuccino, *Nestlé*, 1 Tasse	54	1,1	K
Nescafé Classic, ohne Milch und Zucker, *Nestlé*, 1 Tasse	4	0	
Nescafé Dolce Gusto Cappuccino, *Nestlé*, 1 Tasse	86	3,8	FK
Nescafé Dolce Gusto Latte Macchiato, *Nestlé*, 1 Tasse	83	4,2	FK
Nescafé Latte Macchiato, gesüßt, *Nestlé*, 1 Glas, 200 ml	81	3,8	K
Nescafé Wiener Melange, *Nestlé*, 1 Tasse	75	2,0	K
Nesquik, mit fettarmer Milch zubereitet, *Nestlé*, 1 Glas, 150 ml	145	2,9	K
Nesquik, trinkfertig, *Frischli*, 1 Pkg.	140	3,2	K
Nesquik Knusperfrühstück, *Nestlé*, 1 Port. (30 g + 125 ml fettarme Milch)	175	3,7	K
Nesquik Sirup, mit Milch 1,5 % Fett zubereitet, *Nestlé*, 1 Glas, 150 ml	113	2,5	K
Nesquik zuckerreduziert, mit Milch 1,5 % Fett zubereitet, *Nestlé*, 1 Glas, 150 ml	126	2,8	K
Nestea, *Nestlé*, 0,25 l, i.D.	77	0,1	K
Nestea Grüntee Citrus, *Nestlé*, 0,25 l, i.D.	48	0	

Lebensmittel (verzehrbarer Anteil)	Kilokalorien kcal	Fett g	Nährwert
Nestea ohne Zucker, *Nestlé*, 0,25 l, i.D.	3	0	
Nestea Peach, Nescafé Dolce Gusto, *Nestlé*, 1 Glas, 200 ml	23	0,1	K
Nikolaschka, (4 cl Weinbrand, 1 TL Zucker)	114	0	K
Nimm 2 Bonbon, *Storck*, 1 St.	25	0,1	KV
Nimm 2 Lachgummi, *Storck*	338	0,2	KV
Nimm 2 Soft, *Storck*	375	3,4	KV
Nockerlgrieß, *Bernbacher*	337	0,8	K
Nogger Original, *Langnese*, 1 St.	210	14,0	FK
Nordsee-Krabben, *Krone*	137	1,0	E
Nougat	511	32,9	FK
Nougatcreme-Waffel, *Schneekoppe*, 1 St.	102	7,6	FK
Nougatstängli, Bio, *Alnatura*, 1 St.	126	8,8	FK
Nucki, Erdbeer, *Schöller*, 1 St., 120 ml	194	7,4	FK
Nucki, Nuss, *Schöller*, 1 St., 120 ml	244	14,3	FK
Nudel Up, Bolognese Klassisch, *Birkel*	97	5,0	FK
Nudel-Hühnchenpfanne, TK, *Eismann*, 1 Port., 20 g	305	9,1	E
Nudeln, eifrei, gekocht (= 30 g roh)	109	0,4	K
Nudeln, eifrei, roh (= 350 g gekocht)	362	1,2	K
Nudeln süß-sauer, Becher, *Du darfst*, 1 Port.	304	1,5	K
Nudelsalat mit Geflügelfleischwurst, *Weight Watchers*	155	7,6	FK
Nudelsalat mit Schinkenwurst, *Nadler*, 1 Port., 150 g	307	22,5	FK
Nudelsauce Bolognaise, *Bernbacher*	138	10,1	EF
Nudeltopf mit Fleischklößchen, *Maggi*, 1 Dose	176	8,5	F
Nudeltopf mit Huhn, *Maggi*, 1 Dose	335	21,5	FK
Nürnberger Lebkuchen, 1 St., ca. 50 g	193	5,3	FK
Nürnberger Rostbratwurst	348	32,0	F
Nürnberger Rostbratwurst, TK, *Eismann*, 4 St., ca. 100 g	349	32,0	F
Nussecken, *Tekrum*, 1 St.	65	3,9	FK
Nussini, *Milka*, 1 St.	205	12,8	FK
Nussini Minis Haselnuss, *Milka*, 1 St., 15 g	84	5,2	FK
Nusskuchen, i.D.	443	31,7	FK
Nüsslisalat	22	0,4	MV
Nussnougat, *Dr. Oetker*	536	30,0	FK
Nuss-Nougat-Creme, i.D.	557	35,1	FK
Nuss-Nougat-Creme, Bio, *Dennree*	562	37,9	FK
Nuss-Nougat-Creme, *Schneekoppe*	534	37,0	FK
Nuss-Nougat-Plunder, *Bäcker*, 1 St., 80 g, i. D.	350	20,0	FK
Nussplätzchen, 1 St., i. D.	39	2,3	FK

Lebensmittel (verzehrbarer Anteil)	Kilokalorien kcal	Fett g	Nährwert
Nusspli, Nuss-Nougat-Creme, *Zentis*	546	32,0	FK
Nuss-Sahnetorte, TK, *Coppenrath & Wiese*	312	21,4	FK
Nutella, *Ferrero*, 1 Port., 15 g	82	4,8	FK
Obazda, *Alpenhain*	328	29,0	F
Obers, 30 % Fett	309	31,7	F
Obers, 30 % Fett, 1 EL	39	4	F
Obers, 30 % Fett, 1 TL	17	1,7	F
Oberskren, 1 EL	46	4,2	F
Obstbranntwein, 38 %, 2 cl	48	0	
Obstessig, 1 EL	3	0	
Obstgarten Classic, *Ehrmann*, i.D.	119	4,0	FK
Obstgarten Der Leichte, 0,4 % Fett, *Ehrmann*, i.D.	67	0,4	K
Obstgarten Vanilla, *Ehrmann*, i.D.	142	5,6	FK
Obstkonserven, s. a. einzelne Sorten			
Obstkuchenteig, BM, FP, *Dr. Oetker*	435	22,5	FK
Obstler, 2 cl	50	0	
Obstpause Fruchtmus, Apfel & Aprikose, *Odenwald*, 1 Becher, 100 g	57	0,3	K
Obstpause Fruchtmus, Apfel & Banane, *Odenwald*, 1 Becher	69	0,1	K
Obsttortenboden	329	3,8	K
Ochsenschwanz	184	11,5	EF
Ochsenschwanzsuppe, *Lacroix*, 1 Port., 200 g	38	2,0	F
Ochsenschwanzsuppe, *Maggi*, 1/4 l	85	4,3	F
Ochsenzunge, gekocht	189	12,7	EF
Ofen Chips, *funny-frisch*, 1 Port., 30 g, i.D.	123	2,7	K
Ofenkäse, *Rougette*, i.D.	352	32,0	F
Ohne Gleichen, *Bahlsen*, i.D.	561	25,5	FK
Okra	22	0,2	BV
Öl	900	100	F
Öl, 1 EL	90	10,0	F
Öl, 1 TL	45	5,0	F
Öl, s. a. einzelne Sorten			
Old Fashioned, 4 cl	130	0	
Oliven, grün, mariniert	140	14	FM
Oliven, mit Mandeln, 1 St.	20	2,0	F
Oliven, schwarz, mariniert	147	14,4	F
Olivenöl	900	100	FV
Olivenöl, 1 EL	90	10,0	FV
Olivenöl, *Bertolli*, i.D.	819	91,0	F
Olivenöl, nativ extra, Bio, *Naturata*	900	100	F
Olivenöl, nativ, extra, *Mazola*	820	91,0	FV
Olmützer Quargel, Magerstufe, Bio, *Heirler*	113	0,5	E
Ölsardine, Dose, i.D.	218	14,3	EF
Ölsardine, Dose, 1 St., i.D.	55	3,6	EF
Orange	42	0,2	V
Orange, 1 St., 150 g	61	0,3	V
Orangeat	314	0,3	K
Orangengelee, 1 TL	28	0	K
Orangenmarmelade, 1 TL	25	0	K
Orangenmarmelade, bitter, *Schwartau*	253	0,1	K

Lebensmittel (verzehrbarer Anteil)	Kilokalorien kcal	Fett g	Nährwert
Orangensaft, frisch gepresst, 0,2 l	90	0,4	KV
Orangensaft, Trinkgenuss, *Granini*	43	0,5	KV
Orangensaft, ungesüßt, 0,2 l	84	0,4	KV
Oreo, Klassik, *Kraft*, 1 St.	53	2,1	FK
Oreo, Schokocreme, *Kraft*, 1 St.	52	2,1	FK
Osterei, mit Cremefüllung, 1 St., i.D.	100	8,0	FK
Osterei, Nougat, 1 St., ca. 20 g	109	6,5	FK
Osterei, Vollmilch, 4 St., je ca. 5 g	112	7,1	FK
Ouzo, 38 %, 2 cl	41	0	
Ovomaltine, mit fettarmer Milch, 0,2 l	168	3,3	KV
Ovomaltine Crisp Müesli, 1 Port. (= 50 g + 125 ml fettarme Milch)	269	7,9	KV
Ovomaltine Crunchy Cream	545	32,0	FK
Pain brioche, glutenfrei, *Schär*, 1 Scheibe	82	2,1	K
Palmherz, Dose	30	0,2	
Pampelmuse	38	0,2	V
Pampelmuse, 1 St., 250 g	95	0,5	V
Panettone	332	8,0	K
Pangasius, Naturfilets, TK, *Costa*	124	3,4	E
Paniermehl	349	1,0	K
Paniermehl, 1 EL	52	0,2	K
Paniermehl Pan Gratí, glutenfrei, *Schär*	425	14,0	BK
Panini, glutenfrei, *Schär*, 1 St.	112	1,3	BK
Papaya	32	0,1	V
Papaya, 1 St., 400 g	128	0,4	V
Papayasaft	17	0,1	KV
Papayastücke, getr., Bio, *Dennree*	254	1,4	K
Paprika, gegrillt, pikant, *Kattus*	68	5,3	FV
Paprika, geröstet, ohne Haut, *Kühne*	36	0,2	MV
Paprikafleischwurst, Puten-, *Höhenrainer*	182	14,0	EF
Paprika-Gulasch , Becher, *Du darfst*, 1 Port., 380 g	212	2,3	K
Paprikamark, *Hengstenberg*	96	1,8	
Paprika-Nuss-Aufstrich, Bio, *Vitam*	132	7,5	
Paprika-Reistopf, *Buss*	55	1,5	K
Paprikasalami	383	33,3	F
Paprikaschote	19	0,2	BV
Paprikaschote, 1 St., 150 g	29	0,3	BV
Paprikaschote, gefüllt, *Erasco*, 1 Port., 250 g	262	12,5	F
Paradeiser	17	0,2	V
Paradeiser, 1 St., 50 g	8	0,1	V
Paradeisermark, 1 EL	10	0,1	K
Paradiescreme, Schokolade, *Dr. Oetker*, 1 Port.	109	3,2	K

Lebensmittel (verzehrbarer Anteil)	Kilokalorien kcal	Fett g	Nährwert
Paradiescreme, Vanille, *Dr. Oetker*, 1 Port.	102	2,7	K
Paranuss, Bio, *Naturata*	693	66,8	BF
Paranuss, Bio, *Naturata*, 3 St.	104	10,0	BF
Parisergipfel, Blätterteig, 1 St.	312	14,3	FK
Parmaschinken, ohne sichtbares Fett	139	3,0	E
Parmesan, 37 % Fett i. Tr.	375	25,8	EF
Parmesan-Streukäse, 1 EL	56	3,9	EF
Parmesan-Streukäse, 1 TL	28	1,9	EF
Passionsfrucht	63	0,4	MV
Passionsfrucht, 1 St., 40 g	25	0,16	MV
Pasta Bolognese, Becher, *Du darfst*, 1 Port., 380 g	316	9,9	K
Pasta Chuta Nudelsauce Bolognese, *Granovita*	118	4,6	EF
Pasta Mamma, Spaghetti Bolognese, *Apetito*, 1 Port., 350 g	410	12,3	EK
Pasta Mista, *Steinhaus*	226	6,1	K
Pasta Schuta, FP, *Bernbacher*, 1 Port., 310 g	501	14,9	EK
Pastakäse Finello, *Arla*	379	30,2	EF
Pastalini in Rahmspinat-Sauce, TK, *Iglo*, 1 Port., 166 g	252	9,5	FK
Pastasauce Basilico, *Bertolli*	48	1,5	F
Pastasauce Basilico, *Buitoni*	64	3,3	F
Pastasauce classico, *Oro di Parma*	44	1,7	
Pastasauce Primavera, mit gegrilltem Gemüse, *Bertolli*	59	3,4	F
Pastasauce Siciliana, *Bertolli*	95	7,0	F
Pastetenfüllung, Fleisch für 1 St., i.D.	154	13,5	F
Pastinake	59	0,4	VB
Pastino, tomatig, Bio, *Tartex*	122	5,6	F
Pâté, Bio, *Tartex*, i.D.	213	13,7	F
Pâté Crème, Bio, *Tartex*, i.D.	398	39,5	F
Patna + Wildreis mit Gemüse, TK, *Iglo*	102	1,0	K
Paula Milchcreme, *Dr. Oetker*, 1 Becher	142	4,9	FK
Paula Minis, *Dr. Oetker*, 1 Becher, i.D.	61	2,0	FK
Paula Pudding, *Dr. Oetker*, 1 Becher, i.D.	142	4,9	FK
Pausenschnitte Original, *Manner*, 1 St.	126	7,1	FK
Pekannuss	703	72,0	BF
Pekannuss, 6 St.	126	13,0	BF
Pellkartoffeln	70	0	KV
Penne Arrabbiata, *Weight Watchers*, 1 Port., 400 g	216	1,2	K
Penne Creme Spinaci, TK, *Iglo*, 1 Port., 250 g	325	13,3	FK
Penne Gorgonzola mit Blattspinat, TK, *Iglo*, 1 Port., 450 g	603	19,8	FK
Penne Rigate, *Buitoni*	356	1,9	K

Lebensmittel (verzehrbarer Anteil)	Kilokalorien kcal	Fett g	Nährwert
Penne Tomate-Mozzarella, TK, *Eismann*, 1 Port., 250 g	330	10,5	K
Peperoncini, *Specht*	27	0,1	
Peperoni	41	0,8	
Peperoni, mild, *Hengstenberg*	43	0,2	
Peppies, *Lorenz*, 1 Port., 30 g	148	7,8	FK
Pepsi Cola, 0,25 l	110	0	K
Pepsi Cola, light, 0,25 l	0	0	
Perlzwiebel, eingelegt, 1 St.	2	0	
Pernod, 40 %, 2 cl	38	0	
Persimone (Kaki)	70	0,2	MV
Pesto all' arrabbiata, *Buitoni*	357	33,4	F
Pesto Basilico, *Buitoni*	464	43,7	F
Pesto Basilico, *Hilcona*	598	62,0	F
Pesto Calaprese, *Barilla*	325	29,0	F
Pesto Rosso, *Bernbacher*	382	34,3	F
Pesto Rosso, *Buitoni*	492	46,0	F
Pesto Verde, Bio, *Alnatura*	609	60,0	F
Pesto Verde, *Bertolli*	366	33,0	F
Petersfisch	89	1,4	E
Petersilie, gehackt, 1 EL	3	0	V
Petersilienwurzel	40	0,5	BM
Pfahlmuschel	71	2,1	E
Pfälzer, 1 St., 70 g	239	22,4	F
Pfannen-Pasta Rahmspinat & Käse, *Hilcona*, 1 Port., 175 g	294	8,4	K
Pfannen-Pasta Ricotta & Pilze, *Hilcona*, 1 Port., 175 g	277	7,0	K
Pfannen-Sahne-Sauce, *Thomy*	234	23,7	F
Pfannkuchen, Blaubeer, TK, *Apetito*, 1 St., 85 g	115	2,6	K
Pfannkuchen-Teig-Mix in der Shakerflasche, FP, *Mondamin*, 1 Port., 120 g	212	4,2	FK
Pfeffer, 100 g	255	3,3	
Pfefferkuchen	380	9,4	K
Pfefferminzdrops, 1 St.	20	+	K
Pfefferminzlikör, 30 %, 2 cl	48	0	
Pfefferminzschokolade, Bio, *Alnatura*	494	23,0	FK
Pfefferschote, 10 g	3	+	
Pfeffersoße, Delikatess, *Maggi*, 1 Port., 100 ml	46	2,5	
Pfeffersoße, *Knorr*	35	1,0	K
Pferdefleisch, i.D.	108	2,7	E
Pfifferling	15	0,5	BM
Pfifferling, Dose	15	0,7	BM
Pfifferlingcremesuppe, Meisterklasse, *Maggi*, 1/4 l	138	10,0	FK
Pfifferlingrahmsuppe, *Erasco*, 1 Port., 260 ml	148	11,0	FK
Pfirsich	42	0,1	MV
Pfirsich, 1 St., 125 g	53	0,1	MV
Pfirsich, getr.	240	0,6	BK
Pfirsich, halbe Frucht, Libbys Obstkonserven, *Nestlé*	72	0,1	K
Pfirsichbowle, 0,2 l	214	0,1	K
Pfirsichnektar, Trinkgenuss, *Granini*	54	0,2	KV
Pflanzenmargarine Omega 3, *Vitaquell*	630	70,0	FV

P

Lebensmittel (verzehrbarer Anteil)	Kilokalorien kcal	Fett g	Nährwert
Pflanzenöl, Klassik-, *Livio*	828	92,0	F
Pflanzenöl, Klassik-, *Livio*, 1 EL	83	9,2	F
Pflanzlicher Brotaufstrich, wie Hausmacher Wurst, Bio, *Tartex*	201	14,0	F
Pflanzlicher Brotaufstrich, wie feine Leberwurst, Bio, *Tartex*	239	19,5	F
Pflanzlicher Brotaufstrich, wie Teewurst, Bio, *Tartex*	262	22,0	F
Pflaume	49	0,2	MV
Pflaume, 1 St., 10 g	4,9	0	MV
Pflaume, Dose	72	0,1	K
Pflaume, getr.	222	0,6	BK
Pflaumen, Glas, *Natreen*	25	0,1	K
Pflaumenkuchen, Alt-Böhmischer, TK, *Coppenrath & Wiese*, 1 St	237	8,4	FK
Pflaumenmus, 1 TL	16	0	K
Pflaumenmus, Holsteiner, *Schwartau*	203	0,1	K
Pflaumenmus, 30 % weiger Kalorien, *Schneekoppe*	137	0,2	K
Pflaumensaft, 0,2 l	114	0,2	K
Phantasia Fruchtgummi, *Haribo*, i.D.	342	0,5	K
Philadelphia Balance, Kräuter, *Kraft*	144	10,5	EF
Philadelphia Balance, Natur, *Kraft*	151	11,0	EF
Philadelphia Doppelrahmstufe, Natur, *Kraft*	243	21,5	EF
Philadelphia mit Milka, *Kraft*	295	13,5	FK
Philadelphia So leicht, Kräuter, *Kraft*	96	4,5	E
Physalis	77	1,1	MV
Physalis, getr., *Seeberger*	268	4,5	K
Piccolinis Drei Käse, TK, *Wagner*, 1 St.	83	4,2	FK
Piccolinis Speciale, TK, *Wagner*, 1 St.	68	2,8	FK
Pichelsteiner Eintopf, *Sonnen Bassermann*	42	1,3	
Pick Up, *Bahlsen*, 1 St., i.D.	143	7,1	FK
Pilgermuschelfleisch	61	0,1	E
Pils, 0,33 l, i.D.	137	0	
Pilzcremesuppe, Bio, *Alnatura*	316	2,2	K
Pilze, i.D.	17	0,5	BM
Pilze, getr., 10 g, i.D.	22	0,3	BM
Pilze, s.a. einzelne Sorten			
Pilztopf, Minuto, *Birkel*, 1 Port., 275 g	231	3,6	K
Piña Colada, 0,2 l	185	1,2	K
Pinienkerne	674	60,0	F
Pinienkerne, 1 EL, 20 g	135	12,0	F
Pistazien, geröstet, gesalzen, Bio, *Dennree*	633	54,3	F
Pizza, Balance, laktosefrei, Putenschinken, TK, *Wagner*, 1 Pizza	575	11,2	K
Pizza, Big, Boston, TK, *Wagner*, 1 Pizza, 420 g	1176	64,3	FK
Pizza, Die Backfrische, Mozzarella & Provolone, TK, *Wagner*, 1 Pizza, 350 g	794	29,1	FK

Lebensmittel (verzehrbarer Anteil)	Kilokalorien kcal	Fett g	Nährwert
Pizza, Die Backfrische, Salami, TK, *Wagner*, 1 Pizza, 320 g	797	39,0	FK
Pizza, Steinofen-, Käsequartett, TK, *Wagner*, 1 Pizza3 300 g	756	29,7	FK
Pizza, Steinofen-, Mozzarella, TK, *Wagner*, 1 Pizza, 350 g	833	39,2	FK
Pizza, Steinofen-, Speciale, TK, *Wagner*, 1 Pizza, 350 g	812	38,9	FK
Pizza Margherita, TK, Bio, *Alnatura*, 1 Pizza, 335 g	781	18,8	K
Pizza Naturlust, Steinofen, Vegetaria, TK, Bio, *Wagner*, 1 St., 380 g	666	23,9	K
Pizza Ristorante, Salame, TK, *Dr. Oetker*, 1 Pizza, 320 g	874	44,8	FK
Pizza Ristorante, Speciale, TK, *Dr. Oetker*, 1 Pizza, 330 g	838	42,6	FK
Pizza Ristorante, Vegetale, TK, *Dr. Oetker*, 1 Pizza, 385 g	766	34,3	FK
Pizza Supreme, TK, *Dr. Oetker*, 1 Pizza, 450 g	1130	47,7	FK
Pizza Tradizionale, Hawaii, TK, *Dr. Oetker*, 1 Pizza, 400 g	796	18,4	FK
Pizza Tradizionale, Mozzarella, TK, *Dr. Oetker*, 1 Pizza, 360 g	856	30,2	FK
Pizza Vegetale, TK, Bio, *Alnatura*, 1 Pizza, 350 g	651	18,9	FK
Pizzakäse Finello, *Arla*	300	21,3	EF
Pizza-Leberkäse, Puten-, *Höhenrainer*	187	14,0	EF
Pizzasauce Oregano, *Oro di Parma*	50	0,4	K
Pizzasauce pikant, *Oro di Parma*	43	0,3	K
Pizzateig, FP, *Mondamin*	308	11,0	FK
Pizzateig, frisch, *Henglein*	261	5,1	K
Pizzies, TK, *Wagner*, 1 St., i.D.	343	16,4	FK
Plätzli, Champignon, TK, *Iglo*, 1 St., 62,5 g	160	9,4	F
Plätzli, Käse-Schinken, TK, *Iglo*, 1 St., 65 g	170	9,8	F
Pocket Coffee, *Ferrero*, 1 St.	54	2,6	FK
Pökelfleisch, i.D.	136	6,9	EF
Pökelzunge	182	11,7	EF
Polenta, gebackener Maisbrei, 50 g	126	7,3	K
Polenta, Maisgrieß	344	1,1	K
Polenta, Maisgrieß, 1 EL, 15 g	52	0,1	K
Pomelo	45	0,1	V
Pomelo, 1 St., 250 g	113	0,3	V
Pommes frites, frittiert, 150 g, i.D.	437	21,8	FK
Pommes frites, TK, *Eismann*, 150 g	228	7,5	K

Lebensmittel (verzehrbarer Anteil)	Kilokalorien kcal	Fett g	Nährwert
Pommessauce, *Livio*	361	35,7	F
PomPoms, TK, *McCain*	196	8,0	FK
Pomps Kindergrieß, zubereiteter Milchbrei, 1 Port., 17 g	152	3,7	K
Popcorn, gepoppt, 25 g	92	1,3	K
Popcornmais	347	3,9	BK
Pops, *Schöller*, 1 Becher, 100 g	351	24,0	FK
Porree	25	0,3	V
Porree, Rahm-, TK, *Iglo*	66	3,7	FV
Porridge, 1 Port., 250 g	267	11,7	FK
Portulak	11	0,3	V
Portwein, 5 cl	79	0	
Poularde, s.a. Hähnchen			
Poulet mit Haut	201	11,0	EF
Praline, 1 St., i.D., 10 g	52	4,0	FK
Preiselbeere	35	0,5	BV
Preiselbeeren, gesüßt, Glas	182	0,3	BK
Preiselbeeren, ungesüßt, Glas	34	0,6	B
Preiselbeersoße	71	0,3	K
Presssack, i.D.	196	14,6	F
Pringles, Original, 1 Port., 30 g	155	10,2	FK
Pringles, Sour Cream & Onion, 1 Port., 30 g	153	9,6	FK
Prinzenrolle, Kakao, *De Beukelaer*, 1 St.	118	5,0	FK
Prinzentaler, *De Beukelaer*, 1 St.	31	1,6	FK
Prosciutto cotto	110	3,0	E
Prosciutto grigliato Finess, *Herta*	114	3,0	E
Prosecco	75	0	
Provolone, 50 % Fett i. Tr.	365	28,9	EF

Lebensmittel (verzehrbarer Anteil)	Kilokalorien kcal	Fett g	Nährwert
Provolone, 50 % Fett i. Tr., 20 g	73	5,8	EF
Pudding, Schoko, zubereitet, i.D.	121	3,7	K
Puderzucker	400	0	K
Puderzucker, 1 EL	40	0	K
Puderzucker, 1 TL	20	0	K
Puffreis	390	2,3	K
Puffreis, 1 EL	8	0	K
Pulverkaffee, 1 Tasse	2	0	
Pumpernickel	185	1,0	B
Pumpernickel, 1 runde Scheibe, 20 g	37	0,2	B
Pumpernickel, 1 Scheibe, 40 g	74	0,4	B
Punica, Fruchtig Rot	28	0	K
Punica fruchtig & spritzig, Maggic Apple, 0,3 l	81	0,3	K
Punica Tea & Fruit, i.D.	13	0,1	K
Pur Pur, Frucht-Smoothie, *Schwartau*, i.D.	56	0,2	V
Puszta-Salat, *Kühne*	39	0,1	
Pute	157	8,5	EF
Puten-Bacon, *Wiesenhof*	131	7,0	EF
Puten-Braten "Roast Turkey", *Gutfried*	111	2,0	E
Putenbrust, natur, *Gutfried*	98	2,0	E
Putenbrust, ohne Haut	106	1,0	E
Putenbrust Asia süß-sauer, *Weight Watchers*, 1 Port., 250 g	213	1,25	K
Putenbrust Finesse, geräuchert, *Herta*	111	2,0	E

Lebensmittel (verzehrbarer Anteil)	Kilokalorien kcal	Fett g	Nährwert
Putenbrust mit Honig Finesse, *Herta*	111	2,0	E
Putenbrustschinken Finesse, fein gegrillt, *Herta*	102	2,0	E
Puten-Cevapcici, *Gutfried*	247	19,0	EF
Putencurry mit Reis, TK, *Eismann*, 1 Port.	400	9,2	EK
Puten-Fleischbällchen, *Gutfried*	240	16,0	EF
Puten-Fleischpflanzerl, *Höhenrainer*	230	14,0	EF
Putengeschnetzeltes in Champignon-Gemüse-Sauce, Leichter Genuss, *Sonnen Bassermann*, 1 Port., 320 g	285	8,4	EK
Puten-Grillbrustschinken, *Höhenrainer*	106	2,0	E
Putenherzen	136	8,0	EF
Putenkeule, ohne Haut	112	3,6	E
Putenkrakauer, *Gutfried*	150	9,0	EF
Putenlachsschinken, *Gutfried*	148	3,0	E
Putenlandleberwurst, grob, *Höhenrainer*	294	26,0	EF
Putenleber	136	4,7	EF
Putenleberkas, gebacken, fein, *Höhenrainer*	189	15,0	EF
Puten-Pizzaleberkäse, *Höhenrainer*	187	14,0	EF
Puten-Rostbratwurst, *Höhenrainer*	265	23,0	F
Putensalami, *Du darfst*	262	19,0	EF
Putensalami, *Weight Watchers*	231	16,0	EF
Putensalami, geräuchert, *Gutfried*	296	22,0	EF
Putensalat, *Du darfst*	150	8,3	EF
Puten-Schinkenwurst, *Höhenrainer*	170	12,0	EF
Putenschnitte Art Cordon Bleu, *Höhenrainer*	230	14,0	EF
Putenschnitte Wiener Art, *Höhenrainer*	218	12,0	EF
Putenschnitzel, paniert, TK, *Eismann*	214	9,2	EF
Putenschnitzel, unpaniert, TK, *Eismann*	96	1,4	E
Putenstreifen-Pfanne, TK, *Apetito*, 1 Port., 350 g	278	7,0	E
Putenwürstchen, Bio, *Alnatura*	248	22,3	EF
Puten-Zwiebelmettwurst, *Zimbo*	123	5,0	EF
Pyrenäenkäse, 50 % Fett i. Tr.	356	29,6	EF
Quark, 20 % Fett i. Tr.	109	5,1	EF
Quark, 20 % Fett i. Tr., 1 EL	27	1,3	EF
Quark, 40 % Fett i. Tr.	159	11,4	EF
Quark, 40 % Fett i. Tr., 1 EL	40	2,9	EF
Quark, Frucht-, 20 % Fett i. Tr.	124	3,7	EK
Quark, mager	66	0,2	E
Quark, mager, 1 EL	10	0	E
Quarkfein Cremepulver, FP, *Dr. Oetker*, 1 Port., i.D., 127 g	126	1,1	EK
Quarkgenuss Frucht, 0,2 % Fett, *Exquisa*, i.D.	87	0,2	EK
Quarkgenuss Genießer, *Exquisa*, i.D.	95	0,9	EF
Quark-Joghurt-Creme, Frucht, *Danone*, i.D.	114	3,0	EK
Quinoa, Bio, *Alnatura*	365	5,9	EK

Lebensmittel (verzehrbarer Anteil)	Kilokalorien kcal	Fett g	Nährwert
Quinoa-Bratling, Bio, *Granovita*	232	10,4	EF
Quitte	38	0,5	BV
Quitte, 1 St., 150 g	57	0,8	BV
Quittenkonfitüre, 1 TL	24	+	K
Quittensaft	44	0,5	K
Raclettekäse, 48 % Fett i. Tr., 20 g	69	5,6	EF
Radi	15	0,2	BV
Radicchio	14	0,2	V
Radieschen	14	0,1	MV
Radlermaß, 1 l	420	+	K
Raffaello, *Ferrero*, 1 St.	63	4,9	FK
Ragout Fin, Dose, *Lacroix*, 1 Dose	368	18,0	EF
Rahm, 10 % Fett	121	10,5	F
Rahm, 10 % Fett, 1 EL	12	1,1	F
Rahm, 30 % Fett	311	31,7	F
Rahm, 30 % Fett, 1 EL	31	3,2	F
Rahm, 30 % Fett, 1 TL	15	1,6	F
Rahmbratensoße, Feinschmecker, *Knorr*	68	3,7	F
Rahmsoße, Basissaucen, *Knorr*	60	3,0	F
Raki, 45 %, 2 cl	47	0	
Rama, 70 % Fett	630	70,0	F
Rama Balance, Halbfettmargarine, 39 % Fett	355	39,0	F
Rambutan	70	0,1	
Ramee Rahm-Camembert, 55 % Fett i. Tr., *Edelweiß*, 1 Pkg.	307	26,0	EF
Rande	41	0,1	BV
Rapskernöl, Bio, *Vitaquell*	819	91,0	F
Rapsöl	885	100	F
Rapsöl, 1 EL	86	10,0	F
Rapunzel	14	0,4	MV
Rapunzel	14	0,4	MV
Raspelschokolade, Zartbitter, *Dr. Oetker*	493	25,7	FK
Ratsherrentopf, Minuto, *Birkel*, 1 Port., 250 g	183	1,8	K
Räucherschinken, roh	150	7,7	EF
Räuchertofu, Bio, *Alnatura* gekühlt	167	9,5	EF
Rauchfleisch	128	6,4	EF
Rauchkäse, Bio, *Denree*	359	27,0	EF
Rauke	24	0,7	MV
Ravioli in Tomatensauce, *Maggi*, 1 Port., 400 g	360	8,8	K
Ravioli mit Gemüse, vegetarisch, Bio, *Tartex*, 1 Dose, 400 g	372	16,4	FK
Ravioli Spinaci, *Hilcona*, 1 Port., 250 g	399	6,8	K
Rebhuhn	222	9,0	EF
Red Bull, Energy Drink, 0,25 l	116	0	K
Red Bull, sugarfree, 0,25 l	7	0	
Red Snapper, Filet mit Haut	110	3,0	E
Regenbogenforelle	103	2,7	E
Regenbogenforelle, TK, *Eismann*	131	6,0	EF
Regensburger, 1 St., 70 g, i.D.	187	15,8	F
Reh, Keule, Schlegel	97	1,3	E
Reherl	15	0,5	BM
Rehrücken	120	3,6	E
Reiberdatschi, TK, in 1 TL Öl gebraten, 2 St.	229	10,7	FK
Reineclaude	56	+	VB
Reineclaude, 1 St., 10 g	6	+	VB
Reis, Basmati, *Uncle Ben's*	351	1,1	K

Lebensmittel (verzehrbarer Anteil)	Kilo-kalorien kcal	Fett g	Nährwert
Reis, Langkorn & Wild-, *Uncle Ben's*	342	1.0	BK
Reis, Natur, Kochbeutel, *Uncle Ben's*, 1 Port., 62,5 g	218	1.4	K
Reis, Natur-	345	2.2	BM
Reis, parboiled, gekocht	126	0.2	K
Reis, parboiled, roh	354	0.5	K
Reis, Spitzen-Langkorn-, *Uncle Ben's*	344	1.25	K
Reis Cuisine, Bio, *Provamel*	96	7.9	F
Reisdrink, Natur, Bio, *Dennree*	50	0.6	K
Reisdrink, Calcium, Bio, *Alnatura*	50	1.1	K
Reisflocken, schmelzende, Bio, *Hipp*	379	0.7	K
Reisgebäck, jap., 50 g	198	1.8	K
Reis-Kokos-Drink, Bio, *Provamel*	60	0.9	K
Reismehl	352	0.7	K
Reismehl, 1 EL	53	0.1	K
Reis-Nudelsauce Chinesisch, Bio, *Zwergenwiese*	61	1.0	K
Reis-Nudelsauce Curry, Bio, *Zwergenwiese*	61	1.4	K
Reis-Nudelsauce Thai, Bio, *Zwergenwiese*	67	1.5	K
Reisstärke	343	0	K
Reisstärke, 1 EL	51	0	K
Reisstärke, 1 TL	26	0	K
Reistopf mit Fleischklößchen, *Erasco*, 1 Port., 380 g	224	9.5	FK
Reis-Vollkorn-Snack, Bio, *Schneekoppe*, i.D.	389	4.2	BK
Reiswaffeln, ungesalzen, Bio, *Dennree*	390	3.2	K
Reizker	14	0.6	B

Lebensmittel (verzehrbarer Anteil)	Kilo-kalorien kcal	Fett g	Nährwert
Remoulade, 50 % Fett, 1 EL	120	13.0	F
Remoulade, 65 % Fett	641	65.0	F
Remoulade, 65 % Fett, 1 EL, 25 g	160	16.3	F
Remoulade ohne Ei, Bio, *Vitam*	486	52.0	F
Renke	100	3.2	E
Rettich	15	0.2	BV
Rettich, 1 St., 200 g	30	0.4	BV
Rhabarber	13	0.1	B
Rhabarbertrunk, Bio, *Voelkel*	45	0.1	K
Ribisel, rot	33	0.2	BV
Ribisel, schwarz	39	0.2	BV
Ribisel, weiß	30	+	BV
Ribiselgelee, 1 TL	25	+	K
Ribiselnektar, rot, 0,2 l	122	+	V
Ribiselnektar, schwarz, 0,2 l	128	+	V
Ricard, 43 %, 2 cl	52	0	
Rice Krispies, *Kellogg's*, 1 Port. (33 g + 125 ml fettarme Milch)	170	0.2	K
Ricotta	175	15.0	EF
Ricotta-Pastasauce, *Bernbacher*	122	9.0	F
Riesen, *Storck*, 1 St.	40	1.7	FK
Riesenbohnen, weiße, *Specht*	75	0.4	E
Riesengarnelen, TK, *Eismann*	86	0.8	E
Riesengarnelen in Knoblauchöl mit Kräutern, *Beeck*	149	8.5	E
Riesen-Happen, *Langnese*, 1 St.	113	4.3	FK
Riffels, naturell, *funny-frisch*, 1 Port., 30 g	159	9.9	FK
Rinderbrust	200	14.0	EF

Lebensmittel (verzehrbarer Anteil)	Kilo-kalorien kcal	Fett g	Nährwert
Rinderfilet	121	4,0	EF
Rindergulasch, *Du darfst*, 1 Port., 400 g	340	7,6	EK
Rindergulasch, Menüschale, *Erasco*, 1 Port., 480 g	427	13,0	EK
Rinderherz	121	6,0	EF
Rinderleber	130	3,4	E
Rinderniere	116	5,1	EF
Rinderroulade, *Du darfst*, 1 Port., 400 g	340	10,4	EK
Rinderroulade, Menüschale, *Erasco*, 1 Port., 460 g	427	13,8	EK
Rinderroulade, Menüschale, *Sonnen Bassermann*, 1 Port., 460 g	364	10,1	EK
Rindersalami, Bio, *Alnatura*	327	24,1	EF
Rindertalg	896	97,0	F
Rinderzunge	209	15,9	EF
Rindfleisch, Blume	108	2,4	E
Rindfleisch, Brust, Brustkern	200	14,0	EF
Rindfleisch, Bug, Schulter	129	5,3	EF
Rindfleisch, Dose, i.D.	196	13,6	EF
Rindfleisch, Fehlrippe	146	6,4	EF
Rindfleisch, Hochrippe, Schorrippe, Rostbraten	154	8,1	EF
Rindfleisch, Kamm, Hals	150	8,1	EF
Rindfleisch, Lende, Roastbeef	130	4,5	EF
Rindfleisch, Oberschale	123	4,5	EF
Rindfleisch, Schlegel, Keule	148	7,1	EF
Rindfleisch-Nudeltopf, *Erasco*, 1 Port., 380 g	172	6,5	FK
Rindfleischstreifen in Balsamico-Sauce, Leichter Genuss, *Sonnen Bassermann*, 1 Port., 365 g	262	2,2	EK
Rindfleischsuppe, *Maggi*, 1/4 l	72	0,5	K
Rindfleischsuppe mit Nudeln, *Knorr*, 1 Port.	90	1,0	K
Rindsroulade	121	4,3	EF
Rindswürstchen, *Hareico*	240	20,0	EF
Risottoreis, *Uncle Ben's*	344	1,3	K
Ritter Rum, *Ritter Sport*, 1 St., 16,67 g	92	5,7	FK
Ritz Cracker, *Griesson*	490	23,0	FK
Rivella Light, blau, 0,25 l	18	0	
Rivella Original, rot, 0,25 l	96	+	K
Roastbeef	130	4,5	EF
Robiola, 75 % Fett i. Tr.	333	33,0	EF
Roggen, ganzes Korn	293	1,7	BK
Roggenbrot	219	1,0	BK
Roggenbrot, 1 Scheibe, 40 g	88	0,4	BK
Roggenbrötchen, *Kamps*, 1 St.	198	1,5	K
Roggenflocken, 10 g	30	0,2	B
Roggenkeime, getr.	400	11,2	BV
Roggenkleie	176	4,3	B
Roggenmehl, Type 1150	319	1,3	B
Roggenmehl, Type 997	312	1,1	BK
Roggenmehl, Type 997, 1 EL	47	0,2	BK

Lebensmittel (verzehrbarer Anteil)	Kilokalorien kcal	Fett g	Nährwert
Roggenmischbrot, 1 Scheibe, 40 g	85	0,4	BK
Roggenvollkornbrot, 1 Scheibe, 50 g	98	0,6	B
Roggenvollkornbrot	195	1,2	B
Roggen-Vollkorn-knäckebrot, *Wasa*, 1 Scheibe	43	0,3	B
Rohrohrzucker, Bio, *Alnatura*	396	0	K
Rohrohrzucker, Bio, *Naturata*	397	0	K
Rollmops, *Krone*, 1 Port., 125 g	216	16,6	EF
Rollschinken, gekocht	114	4,5	E
Rolo, *Nestlé*	477	20,4	FK
Romadur, 20 % Fett i. Tr.	187	9,0	EF
Romadur, 30 % Fett i. Tr.	219	13,7	EF
Romadur, 40 % Fett i. Tr.	274	20,1	EF
Romadur, 40 % Fett i. Tr., 20 g	55	4,0	EF
Romadur, 50 % Fett i. Tr.	310	25,7	EF
Romadur, 50 % Fett i. Tr., 20 g	62	5,1	EF
Römersalat	14	0,2	V
Roquefort	360	30,6	F
Rosé Amselfelder, 0,25 l	197	0	
Rosenapfel (Jambose)	32	0,3	V
Rosenkohl	36	0,3	MV
Rosenkohl, Rahm-, TK, *Iglo*	64	2,8	FV
Rosenkohl, TK, *Iglo*	35	1,3	MV
Rosinen	314	0,6	BK
Rosinen, klein, 12 St., 5 g	16	0	BK
Rosinenbrot, 1 Scheibe, 40 g	135	4,0	K
Rosinennapfkuchen, 1 St., 100 g	306	14,9	FK
Rosinenschnecke, 1 St., 65 g	216	11,0	F
Rostbratwurst, *Herta*, 1 St.	257	23,6	F
Rostbratwurst, Puten-, *Höhenrainer*	265	23,0	F
Rösti, FP, *Pfanni*, 1 Port., 400 g	404	12,0	FK
Rösti, TK, *McCain*	191	8,5	FK
Röstschinken, *Herta*	112	3,0	E
Röstzwiebeln, *Kühne*	580	44,0	F
Rotbarsch	105	3,6	EF
Rotbarsch, geräuchert	145	5,5	EF
Rotbarschfilet, TK, *Eismann*	109	3,8	EF
Rote Bete	41	0,1	BV
Rote Bete, leicht, *Kühne*	34	0,1	BV
Rote Grütze, *Schwartau*	113	0,2	K
Rote Grütze, FP, zubereitet, i.D.	83	0	K
Rote Grütze, Garten-frucht, *Kühne*	104	0,2	K
Rote Grütze mit Bourbon-Vanillesoße, 30 % weniger Kalorien, *Dr. Oetker*, 1 Becher	104	1,1	K
Rote Rübe	41	0,1	BV
Rote-Bete-Saft, Bio, *Rabenhorst*	37	0,1	MV
Rote-Bete-Saft, *Schneekoppe*	40	+	MV
Rote-Bete-Salat, *Hengstenberg*	47	0,1	MV
Rote-Bete-Scheiben, *Specht*	51	0,1	K

Lebensmittel (verzehrbarer Anteil)	Kilokalorien kcal	Fett g	Nährwert
Rote-Linsen-Brotaufstrich, Bio, *Vitam*	218	15,6	F
Roter Rabenhorster, Bio, *Rabenhorst*	75	0,1	KM
Rotkappe	14	0,8	BE
Rotkohl, Apfel-, Glas, *Specht*	51	0,2	K
Rotkohl, natur, TK, *Iglo*	34	0,1	BV
Rotkohl (Rotkraut)	22	0,2	BV
Rotwein, 0,25 l, i.D.	187	0	
Rotweincreme, FP, *Dr. Oetker*, 1 Port.	203	9,8	FK
Rotweinessig, *Hengstenberg*	20	0	
Rotwurst, i.D.	301	29,0	F
Rougette Grillkäse, i.D.	330	28,0	F
Rougette Landkäse, fein-würzig	375	33,0	F
Rougette Ofenkäse, i.D.	350	32,0	F
Rübensirup, Rübenkraut, 1 EL	45	0	K
Rübensirup, Rübenkraut	299	0,1	K
Rüböl	884	100	F
Rüböl, 1 EL	88	10,0	F
Rübstiel	24	0,2	V
Ruchbrot	235	1,4	BK
Ruchmehl, Weizenmehl Type 1100	329	1,7	BK
Rucola	24	0,8	MV
Rüebli	31	0,2	MV
Rührei, 1 St.	119	9,0	EF
Rührei mit Tomate, 1 Port., 360 g	246	11,0	EF
Rum, braun, 54 %, 2 cl	61	0	
Rum, Stroh-, 80 %, 2 cl	132	0	
Rum, Verschnitt, 38 %, 2 cl	60	0	
Rum, weiß, 54 %, 2 cl	62	0	
Rum mit Cola, (0,2 l Cola + 2 cl Rum)	160	0	K
Rumkugel	403	10,4	K
Rumkugel, 1 St., 10 g	40	1,0	K
Rumrosinen, *Dr. Oetker*	277	0,7	K
Russisch Brot, *Dr. Quendt*	385	0	K
Russischer Zupfkuchen, BM, *Dr. Oetker*, 1 St., 133 g	507	30,6	FK
Rustikal-Baguette, *Meggle*	307	14,0	FK
Sachertorte, TK, *Coppenrath & Wiese*, 1 St.	304	12,8	FK
Safloröl	884	100	F
Saft-Goldbären, *Haribo*, i.D.	338	0,5	K
Saftschinken, Saftiger Genuss, *Herta*	109	3,0	E
Sagomehl	339	0,1	BK
Sagomehl, 1 EL	51	0	BK
Sahne, 10 % Fett	123	10,5	F
Sahne, 10 % Fett, 1 EL	12	1,1	F
Sahne, 30 % Fett	309	31,7	F
Sahne, 30 % Fett, 1 EL	31	3,2	F
Sahne, 30 % Fett, 1 TL	15	1,6	F
Sahne, geschlagen, 1 EL	29	3,2	F
Sahne, geschlagen, 1 Port., 25 g	73	7,9	F
Sahne, Sprühfertig, *Natreen*, 1 Port., 25 g	51	3,7	F
Sahnecamembert, 50 % Fett i. Tr., *Striegistaler Zwerge*	333	28,0	EF
Sahnejoghurt mild, Balance, *Zott*, 1 Becher, i.D.	162	12,3	F

Lebensmittel (verzehrbarer Anteil)	Kilokalorien kcal	Fett g	Nährwert
Sahnejoghurt mild, Frucht, *Zott*, 1 Becher, i.D.	212	11,6	F
Sahnejoghurt mild, Frucht + Panna Cotta, *Zott*, 1 Becher, i.D.	223	13,0	F
Sahnejoghurt mild, Mascarpone Duett, *Zott*, 1 Becher, i.D.	204	11,6	F
Sahnekaramelle, 1 St.	41	0,5	K
Sahne-Marzipan-Torte, TK, *Coppenrath & Wiese*, 1 St.	372	18,2	FK
Sahnemeerrettich, 1 EL	61	5,5	F
Sahnepudding, Vanille, *Landliebe*	146	8,2	FK
Sahnequark, 40 % Fett i. Tr.	144	10,0	EF
Sahnesoße für Lachs, *Thomy*	182	17,7	F
Sahnesteif, *Dr. Oetker*, 8 g	30	0	K
Sahne-Strudel, Puddis, *Campina*, 1 Becher, i.D.	144	6,4	FK
Sahnetorte, i.D.	365	25,0	FK
Sahne-Windbeutel Minis, Vanille, TK, *Coppenrath & Wiese*, 1 St.	25	1,6	FK
Salabim Erdnuss-Kokos-Creme, Bio, *Eden*	550	34,0	FK
Salabim Haselnuss-Nougat-Creme, Bio, *Eden*	617	46,9	FK
Salabim Mandelmuss, Bio, *Eden*	637	57,0	F
Salami, *Du darfst*	262	19,0	EF
Salami, deutsche, i.D.	371	33,0	F
Salami, Edel-, *Herta*	327	24,5	EF
Salami, Premium-, *Weight Watchers*	240	16,5	EF
Salatbohnen-Mix, *Bonduelle*	32	0,3	MV
Salatcreme Joghurt, *Thomy*	282	24,8	F
Salat-Croûtons, Sonnenblumenkerne, *Knorr*, 1 Pkg.	137	10,0	FK
Salatdressing, Balsamico, *Livio*	88	5,1	F
Salatdressing, French, *Miracle Whip*	169	13,5	F
Salatdressing, Joghurt, *Miracle Whip*	172	14,0	F
Salatdressing, Sylter Genuss, *Livio*	313	29,3	F
Salat-Mayonnaise, *Thomy*	503	50,7	F
Salat-Mayonnaise, 50 % Pflanzenölgehalt, *Knorr*	490	50,0	F
Salat-Mayonnaise ohne Ei, Bio, *Vitam*	492	52,8	F
Salatmischung Farmer-Mix, *Bonduelle*	26	0,3	MV
Salatmischung Garten-Mix, *Bonduelle*	19	0,3	MV
Salatmischung Sommer-Mix, *Bonduelle*	14	0,2	MV
Salatmischung Winter-Mix, *Bonduelle*	13	0,3	MV
Salatsauce Joghurt-Kräuter-Dressing, leicht, *Kühne*	132	9,3	EF
Salm	202	13,6	EF
Salsa Texicana, *Maggi*	98	0,2	K

Lebensmittel (verzehrbarer Anteil)	Kilokalorien kcal	Fett g	Nährwert
Saltletts Salzstangen, *Lorenz*	393	5,8	K
Saltletts Salzstangen, Sesam, *Lorenz*	415	10,0	K
Saltletts Salzstangen, Vollkorn, *Lorenz*	387	5,3	K
Saltletts Taler, *Lorenz*	428	13,0	K
Salz	0	0	M
Salzbrezeln, *Lorenz*	394	7,3	K
Salzbrezeln, kandierte Lakritze, *Haribo*	350	0	K
Salzgurke	18	0,2	
Salzhering	220	15,4	EF
Salzige Heringe, *Katjes*	345	0,1	K
Salzmandeln, *Ültje*, 1 Port., 30 g	189	16,8	F
Salzstangen	352	0,5	K
San-Daniele-Schinken	272	9,0	E
Sanddornbeere	89	7,1	BV
Sanddornkonfitüre, *Schneekoppe*	271	2,2	K
Sanddornsaft	83	4,0	MV
Sandwich Käse, Knäckebrotriegel, *Wasa*, 1 St.	91	5,0	FK
Sandwichcreme, *Thomy*	580	61,0	F
Sandwich-Weizenbrot, *Harry*	254	3,7	K
Sanella, 75 % Fett	675	75,0	F
Sangria, 0,2 l	200	0	
Sangrita, alkoholfrei, 5 cl	12	0,5	F
Sanoghurt pur, 1,5 % Fett, Bio, *Heirler*	56	1,5	E
Sardelle	102	2,3	E
Sardellenfilet in Öl, abgetropft, 1 St.	11	0,2	E
Sardellenpaste, 1 TL	15	1,1	EF
Sardine, frisch	138	5,4	EF
Saté-Tofu frittiert, pikant gewürzt, Bio, *Yamato*	282	20,0	EF
Saubohnen	286	1,8	BE
Sauce al Funghi Porcini, *Buitoni*	144	13,8	F
Sauce al Quattro Formaggi, *Buitoni*	121	10,0	F
Sauce Béarnaise, *Thomy*	206	20,6	F
Sauce Béchamel, *Thomy*	186	17,7	F
Sauce Béchamel légère, *Thomy*	93	7,6	F
Sauce Bolognese, FP, *Steinhaus*	69	2,7	EF
Sauce Carbonara, *Buitoni*	80	5,4	F
Sauce Florentina, FP, *Steinhaus*	163	15,0	F
Sauce Hollandaise, *Thomy*	216	21,4	F
Sauce Hollandaise légère, *Thomy*	93	7,6	F
Sauce Panna Arrabbiata, *Buitoni*	158	14,0	F
Sauce Schinken-Sahne, *Hilcona*, 1 Port., 260 g	236	22,1	F
Sauce Tomate-Käse, *Hilcona*, 1 Port., 260 g	239	14,8	F
Sauerampfer	24	0,4	V
Sauerbraten "Rheinische Art", TK, *Eismann*, 1 Port., 250 g	234	4,8	E
Sauerbraten mit Spätzle und Rotkohl, Menüschale, *Sonnen Bassermann*, 1 Port., 250 g	235	5,0	EK

Lebensmittel (verzehrbarer Anteil)	Kilokalorien kcal	Fett g	Nährwert
Sauerkirsche	53	0,5	V
Sauerkirsche, Glas	88	0,3	K
Sauerkirschkonfitüre, 1 TL	24	0	KV
Sauerkirschsaft	52	0	K
Sauerkirschsüßmost, 0,2 l	112	0	K
Sauerkraut, abgetropft	17	0,3	BV
Sauerkraut, Fix & Fertig, *Specht*	38	2,1	BV
Sauerkraut Mildessa, *Hengstenberg*	22	0,5	BV
Sauerkrautsaft, *Rabenhorst*	10	0,1	V
Sauermilch, 3,5 % Fett, 0,25 l	153	8,8	EF
Sauerrahm, 10 % Fett, 1 EL	31	2,5	F
Sauerrahm, extra, 18 % Fett	189	18,0	F
Sauerrahm, extra, 18 % Fett, 1 EL	47	4,5	F
Sauerteig-Extrakt, Orginal, Bio, *Vitam*	335	1,8	B
Saure Johannisbeeren, Bio, *Katjes*	349	0,2	K
Saure Pommes, *Haribo*, i.D.	345	0,1	K
Scampi	84	1,1	E
Scampi, 1 St., geschält, 10 g	8	0,1	E
Schabefleisch, Rind	110	3,0	E
Schaffleisch	222	17,2	EF
Schaffleisch, mager	141	6,8	EF
Schaffleisch, s.a. Lamm			
Schafjoghurt, Bio, *Heirler*, 1 Becher, 175 g	165	10,5	EF

Lebensmittel (verzehrbarer Anteil)	Kilokalorien kcal	Fett g	Nährwert
Schafjoghurt, Himbeer, Bio, *Alnatura*	104	4,0	EF
Schafkäse, 40 % Fett i. Tr.	219	16,7	F
Schafkäse, 45 % Fett i. Tr.	273	22,0	EF
Schafkäse, Ricotta, 30 % Fett i. Tr.	175	15,0	F
Schafmilch, 6 % Fett, 0,25 l	241	15,8	F
Schalotte	22	0,2	M
Schaschliksauce, *Kühne*	116	0,7	K
Schattenmorellen, Glas, 350 g	200	0,1	KV
Schattenmorellen, Glas, *Natreen, 340 g*	106	0,7	K
Schaumkuss, Super Dickmanns, *Storck*, 1 St., 28 g	104	2,8	K
Schaumkuss, Dickmanns Schoko-Strolche, *Storck*, 1 St.	35	1,3	FK
Schaumwein, Asti Spumante	80	0	
Schellfisch	77	0,6	E
Schellfisch, geräuchert	93	0,5	E
Schichtkäse, 10 % Fett i. Tr.	80	2,0	E
Schichtkäse, 20 % Fett i. Tr.	95	4,1	EF
Schichtkäse, Sahne-, 50 % Fett i. Tr.	175	14,5	F
Schill	85	0,7	E
Schillerlocke	302	24,1	EF
Schimmelpilzkäse, 50 % Fett i. Tr., i.D.	367	30,7	EF
Schinken, gekocht	125	3,7	E
Schinken, geräuchert (Schinkenspeck)	152	7,7	EF

Lebensmittel (verzehrbarer Anteil)	Kilokalorien kcal	Fett g	Nährwert
Schinkenplockwurst	396	31,9	F
Schinkenspeck (geräucherter Schinken)	152	7,7	EF
Schinkenspicker, 100 % Geflügel, Duo, *Rügenwalder Mühle*, i.D.	196	16,0	EF
Schinkenspicker, grobe Schinkenwurst, *Rügenwalder Mühle*	185	14,0	EF
Schinkenwurst, Puten-, *Höhenrainer*	170	12,0	EF
Schinkenwürstchen, *Hareico*	289	25,0	F
Schinken-Zwiebelmettwurst, *Zimbo*	269	23,0	EF
Schlagobers, 1 EL	31	3,2	F
Schlagobers, 1 Port., 25 g	77	7,9	F
Schlagobers, gesüßt, 1 TL	26	2,1	FK
Schlagrahm, 32 % Fett, *Weihenstephan*	310	32,0	F
Schlagsahne, 1 EL	31	3,2	F
Schlagsahne, 1 Port., 25 g	77	7,9	F
Schlagsahne, gesüßt, 1 TL	26	2,1	FK
Schleie	77	0,7	E
Schlemmerfilet à la Bordelaise, TK, *Iglo*, 1 Port.	300	17,0	EF
Schlemmerfilet Blattspinat, TK, *Iglo*, 1 Port.	245	13,0	EF
Schlemmerfilet Champignon, TK, *Iglo*, 1 Port.	410	29,0	EF
Schlosserbuben, 1 Port.	398	14,0	FK
Schlüferli, 1 St.	95	1,0	K
Schlüterbrot	198	1,2	BK
Schlüterbrot, 1 Scheibe, 40 g	79	0,4	BK
Schmalz, Schwein, Gans, i.D.	895	99,6	F
Schmalz, Schwein, Gans, 1 EL, i.D.	161	17,9	F
Schmalzfleisch, Dose	376	35,0	F
Schmelzflocken, Bio, *Kölln*	362	6,4	BK
Schmelzflocken, Dinkel-Hafer, Bio, *Kölln*	352	4,3	BK
Schmelzkäse, 20 % Fett i. Tr., 1 Ecke, 62,5 g	118	6,3	EF
Schmelzkäse, 45 % Fett i. Tr., 1 Ecke, 62,5 g	185	15	EF
Schmelzkäse, Feine Ecken, *Du darfst*	156	7,7	EF
Schmelzkäse Schmelzli, 9 % Fett absolut, *Du darfst*	170	9,0	EF
Schmelzkäseecken Käse-Vielfalt, 20-45 % Fett i. Tr., *Milkana*, 1 St., 25 g, i.D.	55	4,0	EF
Schmelzkäseecken Leichte Käse-Vielfalt, 20 % Fett i. Tr., *Milkana*, 1 St., 25 g, i.D.	41	2,3	EF
Schmelzkäseecken Sahne, 50 % Fett i. Tr., *Hochland*, 1 St., 25 g	81	7,0	EF
Schnaps, s. einzelne Sorten			
Schnittlauch, gehackt, 1 EL	1	0,1	V
Schnitzel-Sahnesoße, *Thomy*	243	24,3	F

Lebensmittel (verzehrbarer Anteil)	Kilokalorien kcal	Fett g	Nährwert
Schoko-Bananen, *Casali*	387	12,0	K
Schoko-Birnen-Kuchen, BM, *Aurora*	273	13,4	FK
Schokocreme auf Sojabasis, Bio, *Allos*	578	43,5	FK
Schokodekorblätter, Zartbitter, *Dr. Oetker*	587	43,0	FK
Schokodrink, Instant, *Natreen*, 1 Tasse	43	1,0	K
Schokoflocken, *Dr. Oetker*	443	15,7	FK
Schoko-Flockina, *Dr. Oetker*, 1 St.	159	8,1	FK
Schokokuchen, BM, Bio, *Alnatura*	400	4,3	K
Schokolade, 1 St., 6 g, i.D.	33	2,1	FK
Schokolade, 1 Tafel, 100 g, i.D.	550	33,3	FK
Schokolade, Alpenmilch, *Milka*	530	29,5	FK
Schokolade, dunkle Voll-Nuss, *Ritter Sport*	577	41,0	FK
Schokolade, Edel-Vollmilch, *Ritter Sport*	565	36,0	FK
Schokolade, Ganze Mandel, *Ritter Sport*	560	37,0	FK
Schokolade, Ganze Haselnuss, *Milka*	555	35,5	FK
Schokolade, Erdbeer-Joghurt, *Ritter Sport*	565	37,0	FK
Schokolade, Joghurt, *Milka*	565	35,5	FK
Schokolade, Knusperflakes, *Ritter Sport*	532	30,0	FK
Schokolade, Marzipan, *Ritter Sport*	497	28,0	FK
Schokolade, Noisette, *Milka*	550	33,5	FK
Schokolade, Pfefferminz, *Ritter Sport*	493	27,0	FK
Schokolade, Sahnecreme, *Milka*	610	44,5	FK
Schokolade, Trauben-Nuss, *Milka*	500	26,0	FK
Schokolade, Trauben-Nuss, *Ritter Sport*	512	28,0	FK
Schokolade, Vollmilch	531	30,0	FK
Schokolade, Weiß + Crisp, *Ritter Sport*	538	30,0	FK
Schokolade, weiße Crisp, *Nestlé*	539	30,0	FK
Schokolade, zartherb, *Milka*	550	36,0	FK
Schokoladenpudding, Gala, *Dr. Oetker*, 1 Port.	153	2,7	K
Schokoladen-Sahne-Torte, TK, *Coppenrath & Wiese*, 1 St.	346	20,7	FK
Schokoladen-Zwieback, zartbitter, *Brandt*, 1 St.	82	3,4	FK
Schokoladen-Zwieback, zartbitter, *Brandt*	455	19,0	FK
Schokomüsli, *Kölln*	398	11,3	K
Schokomüsli, 30 % weniger Zucker, *Kölln*	399	11,3	K
Schokomüsli, glutenfrei, *3 Pauly*	404	11,0	K
Schoko-Nuss-Creme, Bio, *Alnatura*	601	44,5	FK
Schokopudding mit Vanillasoße, *Müller*	107	2,4	K
Schoko-Reiswaffel, Vollmilch, Bio, *Alnatura*	501	25,1	FK
Schoko-Reiswaffeln, Vollmilch, Bio, *Dennree*	500	25,0	FK

Lebensmittel (verzehrbarer Anteil)	Kilokalorien kcal	Fett g	Nährwert
Schoko-Reiswaffeln, Zartbitter, Bio, *Dennree*	491	25,0	FK
Schoko-Split, *Eismann*, 1 Port.	127	6,7	FK
Schoko-Toffees, *Storck*, 1 St.	37	1,7	FK
Schoko-Waffelröllchen, Bio, *Alnatura*	459	20,6	FK
Schoko-Wolke, BM, *Dr. Oetker*, 1 St.	217	8,5	FK
Scholle	86	1,9	E
Scholle, Pazifische, Naturfilets, TK, *Iglo*, Port.	60	0,6	E
Schollenfilet, TK, *Eismann*	86	2,0	E
Schorle, rot oder weiß, 0,25 l	95	0	
Schupfnudeln, Schwäbische, *Bürger*	192	1,5	K
Schupfnudeln, *Steinhaus*	135	2,0	K
Schwäbische Käsespätzle, Wirtshaus, *Maggi*, 1 Port.	228	4,5	K
Schwämme (Pilze), getr., 10 g, i.D.	8	0,2	BE
Schwammerl, i.D.	16	0,5	BM
Schwartenmagen, i.D.	180	17,0	F
Schwarzbrot mit Teff, glutenfrei, *3 Pauly*, 1 Scheibe	142	3,0	BK
Schwarze Johannisbeere-Fruchtaufstrich, 30 % weniger Kalorien, *Schneekoppe*	169	0,1	K
Schwarzer Tee	0	0	M
Schwarzwälder Kirschtorte, 1 St., 135 g	451	20,3	FK
Schwarzwälder Kirschtorte, TK, *Coppenrath & Wiese*, 1 St.	356	15,0	FK
Schwarz-Weiß-Gebäck, Frischteig, gebacken, *Nestlé*	526	28,0	FK
Schwarzwurzel	18	0,4	MV
Schwedenmilch, Bio, *Heirler*, 1 Becher, 500 g	310	17,5	EF
Schwedensalat, mit Tofu, *Vitaquell*	258	23,0	EF
Schweinebacke	541	55,5	F
Schweinebauch	299	26,0	F
Schweinebraten, Menüschale, *Erasco*, 1 Port.	365	13,9	EF
Schweinebratensoße, *Maggi*, 1 Port., 100 ml	41	2,2	F
Schweinefilet	104	2,0	E
Schweinefleisch, Bug, Schulter	217	16,5	EF
Schweinefleisch, Flomen (Bauchfett)	854	94,4	F
Schweinefleisch, Hals, Kamm	191	13,8	EF
Schweinefleisch, Schlegel, Keule	274	22,9	F
Schweinegeschnetzeltes, *Du darfst*, 1 Port., 400 g	328	8,8	E
Schweinegulaschtopf mit Nudeln, *Buss*	85	2,7	EK
Schweinehaxe, hintere (Eisbein)	186	12,2	EF
Schweinehaxe, vordere	179	10,8	EF
Schweineherz	97	2,6	E
Schweinekopf	301	26,6	F
Schweinekotelett	150	5,2	EF

Lebensmittel (verzehrbarer Anteil)	Kilokalorien kcal	Fett g	Nährwert
Schweineleber	129	4,5	EF
Schweinemett	279	22,5	EF
Schweineniere	96	3,2	E
Schweineoberschale	106	1,9	E
Schweinerücken	133	5,0	EF
Schweineschmalz, 1 EL	176	20,0	F
Schweineschnitzel	106	1,9	E
Schweinezunge	158	10,3	EF
Schweinswürstchen, 1 Paar, 70 g	205	19,8	F
Schweizer Bio-Müesli Frucht-Nuss Crunch, Bio, *Familia*	431	14,0	BK
Schweizer Bio-Müesli Schoko-Amaranth, Bio, *Familia*	459	19,0	BF
Schwertfisch	116	4,0	EF
Schweser	101	3,4	EF
Schwip Schwap, Cola + Orange, *Pepsi*, 0,25 l	98	0	K
Schwip Schwap, Cola + Orange ohne Zucker, *Pepsi*, 0,25 l	3	0	
Scotch Whisky, 40 %, 4 cl	101	0	
Sechs-Korn-Brot, BM, *Aurora*	238	2,2	K
Seeaal, geräuchert	167	7,1	EF
Seehecht	94	2,5	E
Seehechtfilet in Dillsauce, Menüschale, *Sonnen Bassermann*, 1 Port.	264	10,4	EF
Seelachs, geräuchert	99	0,8	E
Seelachs, Naturfilets, TK, *Iglo*	81	0,9	E
Seelachs (Köhler)	81	0,9	E
Seelachs in Öl, abgetropft	150	8,0	EF
Seemanns-Schmaus, TK, *Iglo*, 1 St.	190	11,3	EF
Seeteufel	66	0,7	E
Seewolf	93	2,8	E
Seezunge	82	1,4	E
Seitanmedaillons, Bio, *Alnatura*	127	1,5	E
Sekt, halbtrocken	80	0	
Sekt, süß, i. D.	121	0	
Sekt, trocken	75	0	
Selchkarré	315	28,0	F
Selchspeck	621	65,0	F
Sellerie, Dose	14	0,3	BM
Sellerie, Knollen-	19	0,3	BM
Sellerie, Stauden-	17	0,2	BV
Selleriesalat, *Hengstenberg*	48	0,2	B
Selleriesalat, leicht, *Kühne*	28	0,2	B
Selleriesalat, *Specht*	34	0,2	B
Semmel, 1 St., 30 g	82	0,6	K
Semmelbrösel, i. D.	358	2,1	K
Semmelbrösel, 1 EL	54	0,3	K
Semmelknödel im Kochbeutel, FP, *Pfanni*, 1 Port., 2 St.	270	7,0	K
Semmelmehl, 1 EL, i. D.	35	0,2	K
Senf, Delikatess-, *Thomy*	117	7,0	F
Senf, Ganzkorn, Bio, *Zwergenwiese*	149	9,6	F
Senf, scharf, *Thomy*	179	11,8	F
Senf, süß, *Thomy*	163	6,5	
Senf, süß, Bio, *Zwergenwiese*	250	5,9	
Senfgurken, *Specht*	44	0,2	
Sepia, Tintenfisch	73	0,9	E
Sesam-Knäckebrot, *Wasa*, 1 Scheibe	54	1,3	K

Lebensmittel (verzehrbarer Anteil)	Kilo-kalorien kcal	Fett g	Nährwert
Sesam-Krokantriegel, Bio, *Alnatura*, 1 St.	136	7,0	FK
Sesamöl	900	100	FV
Sesamöl, 1 EL	90	10,0	FV
Sesamöl, *Mazola*	828	92,0	FV
Sesamöl, nativ, Bio, *Naturata*	900	100	FV
Sesamsamen, 1 EL	57	5,0	F
Sharonfrucht	70	0,3	V
Sherry cream, 5 cl	70	0	
Sherry dry, 5 cl	59	0	
Sherry medium, 5 cl	59	0	
Shiitake-Pilz, frisch	42	0,2	B
Shrimps, ausgelöst	89	1,4	E
Shrimps-Salat, *Du darfst*	199	14,7	EF
Side Car, 8 cl	159	0	
Silberzwiebel, eingelegt, 1 St.	2	0	
Simonsbrot	188	1,0	B
Simonsbrot, 1 Scheibe, 40 g	75	0,4	B
Skittles, Fruits, *Wrigley*, 1 Pkg., 45 g	182	1,9	K
Slibovitz, 38 %, 2 cl	50	0	
Smacks, *Kellogg's*, 1 Port. (30 g + 125 ml fettarme Milch)	174	3,8	K
Smarties, *Nestlé*	464	18,9	FK
Smarties, *Nestlé*, 1 Port., 20 g	93	3,8	FK
Smarties Mini, *Nestlé*, 1 Pkg.	65	2,5	FK
Smarties Pop up Eiscreme, *Schöller*, 1 St.	120	4,9	FK
Smiles, TK, *McCain*	209	9,0	FK
Smoothie Ananas-Banane-Kokosnuss, *Innocent*, 1 Becher	165	0	KMV

Lebensmittel (verzehrbarer Anteil)	Kilo-kalorien kcal	Fett g	Nährwert
Smoothie Beerenfrucht, Bio, *Alnatura*, 1 Becher, 330 ml	165	1,5	KV
Smoothie Brombeere-Kirsche, *Fruchtbar*, 1 Flasche	178	1,0	KV
Smoothie Heidelbeere & Cranberry, *Chiquita*, 1 Becher, 250 ml	160	2,5	KV
Smoothie Mango & Passionsfrucht, *Chiquita*, 1 Becher, 250 ml	150	0,3	KV
Smoothie Mango-Banane, Bio, *Alnatura*, 1 Becher, 330 ml	225	0,3	KV
Smoothie Orange-Karotte-Mango, *Innocent*, 1 Becher, 250 ml	147	0	KV
Snickers, *Mars*, 1 St., 50 g	242	11,4	FK
Snickers Eisriegel, *Mars*, 1 St.	180	10,5	FK
Sodawasser	0	0	
Soft Cake Himbeer, *Griesson*, 1 St.	50	1,3	K
Soft Cake Orange, *Griesson*, 1 St.	50	1,3	K
Softeis, 1 Port., 50 g	59	1,1	K
Soja Cuisine, *Alpro Soja*	169	16,8	F
Soja Cuisine Light, *Alpro Soja*	65	4,6	F
Soja-Aufstrich Champignon, Bio, *Alnatura*	236	19,5	F
Soja-Aufstrich wie feine Leberwurst, Bio, *Alnatura*	241	20,0	F

Lebensmittel (verzehrbarer Anteil)	Kilo-kalorien kcal	Fett g	Nährwert
Sojabohnen, roh	330	18,3	EF
Sojabohnensprossen	50	1,0	MV
Sojabohnensprossen, Dose	39	1,0	
Sojabrot, 1 Scheibe, 40 g	144	9,3	EF
Sojabrotaufstrich, 70 % Fett, *Sojola*	630	70,0	F
Sojadessert, Schoko feinherb, *Alpro Soja*, 1 Becher	115	2,9	EK
Sojadessert, Schoko mildfein, *Alpro Soja*, 1 Becher	110	2,9	EK
Sojadessert, Schoko, Bio, *Vitaquell*	97	1,7	EK
Sojadessert, Vanille, *Alpro Soja*, 1 Becher	105	2,3	EK
Sojadessert, Vanille, *Vitaquell*	92	1,8	EK
Sojadrink, light, fresh, *Alpro Soja*	29	1,2	E
Sojadrink, natur, Bio, *Vitaquell*	35	2,1	EF
Sojadrink, Orginal mit Calcium, *Alpro Soja*	39	1,8	E
Sojadrink, Schokolade, *Alpro Soja*	61	1,8	KE
Sojadrink, ungesüßt, *Alpro Soja*	32	1,8	E
Sojadrink, Vanilla, *Alpro Soja*	55	1,7	EK
Sojafilet, paniert, *Eden*	171	5,0	EK
Sojafleisch, Trocken, i.D.	251	2,2	BE
Sojaflocken, 1 EL	42	2,5	EF
Soja-Halbfett-margarine, *Sojola*	351	40,0	F
Soja-Joghurtalternative, natur, *Alpro Soja*	50	2,3	EF
Soja-Joghurtalternative, Pfirsich, *Alpro Soja*	76	1,9	EK
Sojakäse, Tofu	85	4,8	EF
Sojamehl	360	20,6	EF
Sojamilch, 0,2 l	54	1,7	EF
Sojaöl, Bio, *Vitaquell*	819	91,0	F
Sojaöl, Bio, *Vitaquell*, 1 EL	82	9,1	F
Sojapflanzenfleisch, Trocken	249	2,2	BE
Sojasauce, 1 EL, i. D.	10	0	E
Soja-Schnetzel, grob, Bio, *Dennree*	355	8,3	E
Sojasprossen	50	1,0	MV
Sojawurst, i.D.	292	25,4	EF
Solero Exotic, *Langnese*, 1 St.	105	2,3	K
Solruta Sesam, *Wasa*, 1 Scheibe	102	2,3	BK
Sommergemüse, TK, Bio, *Alnatura*	38	0,4	MV
Sonne & Olive, *Thomy*	825	91,7	F
Sonnenblumenkern-brötchen, *Kamps*, 1 St.	266	8,8	FK
Sonnenblumenkerne	580	49,0	FV
Sonnenblumenkerne, 1 EL, 15 g	87	7,4	FV
Sonnenblumenöl	900	100	F
Sonnenblumenöl, 1 EL	90	10,0	F
Soße zu Braten, *Maggi*, 1 Port., 100 ml	37	1,7	K
Sour cream, mit Frühlingskräutern, *Milram*	149	10,9	E
Spaghetti, roh	348	1,2	K
Spaghetti Bolognese, FP, *Weight Watchers*, 1 Port., 350 g	329	1,8	K

Lebensmittel (verzehrbarer Anteil)	Kilo-kalorien kcal	Fett g	Nährwert
Spaghetti Carbonara, FP, *Knorr*, 1 Port.	364	8,0	K
Spaghetti Wildlachs, TK, *Apetito*, 1 Port., 400 g	496	16,0	EK
Spaghettieis-Becher, *Eismann*, 1 Port.	189	8,3	FK
Spargel	18	0,2	MV
Spargel, Dose	13	0,1	MV
Spargelabschnitte, Libbys, *Nestlé*	4	0,1	MV
Spargelcremesuppe, *Buss*	54	3,9	F
Spargelcremesuppe, *Erasco*, 1 Port., 390 g	168	11,7	F
Spargelcremesuppe, *Knorr*, 1 Port., 250 g	125	7,5	FK
Spargelcremesuppe, fettarm, *Maggi*, 1/4 l	72	1,8	K
Spargelköpfe, Libbys, *Nestlé*	8	0,1	MV
Spätzle, *Birkel*	361	2,5	EK
Spätzletopf mit Linsen, *Erasco*, 1 Port., 400 g	248	6,0	EK
Spätzli, *Hilcona*	150	1,2	K
Special K Classic, *Kellogg's*, 1 Port. (30 g + 125 ml fettarme Milch)	172	2,4	K
Speck, durchwachsen	322	29,2	F
Speisestärke, 1 TL	18	+	K
Speisestärke, Weizenstärke	347	0,1	K
Spekulatius, glutenfrei, *Glutano*, 1 St., 10 g	46	1,6	FK
Spekulatius aus Mürbeteig, 1 St.	51	2,6	FK
Spiegelei, 1 St., i.D.	122	10,3	F
Spinat	16	0,3	BV
Spinat, jung, TK, incl. Milch, *Iglo*, 1 Port., 150 g	89	4,4	BV
Spinat, Rahm-, TK, *Iglo*, 1 Port., 170 g	100	4,9	FV
Spinat-Käse-Taschen, Bio, *Alnatura*	222	12,2	FK
Spiralen, 7 Hühnchen, *Birkel*	358	2,0	EK
Spirli-Nudeln, *Erasco*, 1 Port., 400 g	260	4,8	K
Spitzkohl	23	0,3	BV
Sprite, *Coca-Cola*, 0,25 l	93	0	K
Spritzgebäck, 1 St., 10 g	51	3,0	FK
Sprossen, Getreide-, i.D.	68	0,4	M
Sprotte	216	16,6	EF
Sprotte, geräuchert	243	18,4	EF
Squash	26	0,2	MV
Stachelbeere	37	0,2	BV
Stangenkäse, Doppelrahmstufe	377	34,7	F
Starkbier, 0,5 l	300	0	
Stärkemehl	347	0,1	K
Stärkemehl, 1 TL	17	0	K
Staubzucker	400	0	K
Staubzucker, 1 EL	40	0	K
Staubzucker, 1 TL	20	0	K
Staudensellerie	15	0,2	BV
Steakhouse-Pfanne, TK, *Frosta*	122	5,1	FK
Steaklets, TK, *Iglo*, 1 Port., 2 St., 200 g	371	26,0	EF
Steaksoße, *Kühne*	99	0,1	K
Steckmuschel	54	1,3	E
Steckrübe	29	0,2	BV
Steckrübentopf, *Buss*	47	1,5	

Lebensmittel (verzehrbarer Anteil)	Kilokalorien kcal	Fett g	Nährwert
Steinbeißer	80	2,5	E
Steinbeißer, geräuchert	124	3,6	E
Steinbutt	82	1,7	E
Steinmetzbrot	209	0,8	B
Steinmetzbrot, 1 Scheibe, 40 g	84	0,3	B
Steinpilz	27	0,4	BE
Steinpilz, getr., 10 g	16	0,3	B
Steinpilzcremesuppe, *Lacroix*, 1 Port., 200 ml	114	8,8	F
Steinpilz-Hefebrühe, zubereitet, *Vitam*	6	0,4	
Stelze, Schweinshaxe	186	12,2	EF
Sternchensuppe, *Knorr*, 1 Port., 250 ml	100	1,0	K
Stevia Streusüße, *Natreen*, 1 TL	3	0	
Stielmus	24	0,3	KV
Stockfisch	339	2,5	E
Streich, Brotzeit, Bio, *Zwergenwiese*	290	26,9	F
Streich, Curry, Bio, *Zwergenwiese*	337	32,0	F
Streich, Rote Bete-Meerettich, Bio, *Zwergenwiese*	231	20,0	F
Streich, Rucola, Bio, *Zwergenwiese*	302	29,0	F
Streich, Schnittlauch, Bio, *Zwergenwiese*	349	33,9	F
Streich, Shiitake, Bio, *Zwergenwiese*	258	23,9	F
Streichcreme Aubergine, Bio, *Alnatura*	280	25,8	F
Streich's drauf, Bruschesto, Bio, *Zwergenwiese*	347	33,0	F
Streich's drauf, Chilinake, Bio, *Zwergenwiese*	226	20,0	F
Streich's drauf, Tomesan, Bio, *Zwergenwiese*	315	30,0	F
Streuselkuchen, BM, *Dr. Oetker*, 1 St.	251	8,2	K
Streusüße, *Canderel*, 1 TL	2	0	
Studentenfutter, Bio, *Naturata*, 1 Port., 30 g	140	8,2	FK
Studentenfutter original, *Ültje*, 1 Port., 30 g	161	11,0	FK
Studentenfutter Special, *Lorenz*, 1 Port., 30 g	151	9,3	FK
Studentenfutter süß & salzig, *Ültje*, 1 Port., 30 g	168	11,0	FK
Südwein, 5 cl, i.D.	68	0	
Sultaninen	304	0,6	BK
Sultaninen, 1 EL	30	0,1	BK
Sülzwurst	171	8,3	EF
Suppe, gebunden (Beutel), 1 Port., i.D., 250 g	129	7,2	F
Suppe, gebunden (Dose), 1 Port., i.D.	129	7,2	F
Suppe, kalorienarm, 1 Port., i.D.	55	1,0	
Suppe, s. a. einzelne Sorten			
Suppengemüse, TK, *Iglo*	30	0,5	B
Suppengemüse mit Gemüsebrühe, TK, *Iglo*	123	11,0	F
Suppengrün, frisch	24	0,3	V
Suppenmaultaschen, *Bürger*	214	4,4	K

Lebensmittel (verzehrbarer Anteil)	Kilokalorien kcal	Fett g	Nährwert
Suppenmaultaschen mit Gemüse, *Bürger*	202	2,1	K
Surspeck	313	28,0	F
Süsette (Cyclamat)	0	0	
Sushi, TK, *Costa*, 1 Port., 230 g	349	4,6	E
Süße flüssig, *Natreen*, 8 Tropfen	0	0	
Süße Mäuse, Schaumzucker, *Haribo*, i.D.	366	0,1	K
Süße Tabletten, *Natreen*, 1 St.	0	0	
Süße zum Streuen, *Natreen*, 1 TL	2	0	
Süßkirschen, Glas, *Natreen*	40	0,3	K
Süßkraft fest, *Schneekoppe*	36	0	
Süßkraft flüssig, *Schneekoppe*	1	0	
Süßmost, 0,2 l, i.D.	160	0	
Swiss Yogurt, *Emmi*, i.D.	95	2,4	EK
Sylter Happen, mit Äpfeln und Zwiebeln, *Homann*	225	17,1	F
Tabasco, 1 TL	0	0	
Taccos, *Chio*	476	21,0	FK
Tacitos Tortilla-Chips, Tomate-Chili, *Lorenz*	499	25,0	FK
Tafeltrauben	67	0,3	M
Tafelwasser	0	0	
Tagliatelle, *Hilcona*	264	1,7	K
Tagliatelle Wildlachs, TK, *Frosta*	104	3,5	FK
Tagliolini con Gamberi e Zuccine, TK, *Iglo*, 1 Port., 450 g	634	21,2	K
Taleggio, *Galbani*	307	25,0	EF
Talg, Hammel-	734	81,3	F
Talg, Rinder-	896	99,5	F
Tamarillo, 1 St., 80 g	47	0,6	V
Tamarinde, 25 g	60	0	BK
Tangerine	46	0,3	V
Tangerine, 1 St., 50 g	23	0,2	V
Tapiokastärke, 1 EL	52	0,6	K
Taro, Wasserbrotwurzel	109	0,2	B
Tatar, Rindfleisch	112	3,0	E
Taube	169	9,5	EF
Tee	0	0	M
Teegrog, 0,2 l	131	0	K
Teelikör, 35 %, 2 cl	59	0,1	
Teepunsch, 0,2 l	131	0	K
Teewurst, fein, *Du darfst*	310	27,0	F
Teewurst, fein, *Rügenwalder Mühle*	421	41,0	F
Teewurst, grob, *Du darfst*	310	27,0	EF
Teewurst, grob, *Rügenwalder Mühle*	366	33,0	F
Teigwaren, Eier-, (= 30 g)	106	0,8	K
Teigwaren, Eier-, roh	354	2,8	K
Teigwaren, eifrei, gekocht, (= 30 g)	39	0,1	K
Teigwaren, eifrei, roh	362	1,2	K
Teigwaren, glutenfrei, ohne Ei, *Schär*, i.D.	355	0,1	K
Tempeh, Bio, *Nagel*	165	9,2	E
Tequila, 38 %, 2 cl	38	0	
Tête de Moine, 50 % Fett i. Tr.	386	32,0	EF
Thai Curry, Becher, *Du darfst*, 1 Port., 380 g	410	12,0	EF
Thailändische Gemüsesuppe, Leichter Genuss, *Sonnen Bassermann*	26	0,6	

Lebensmittel (verzehrbarer Anteil)	Kilokalorien kcal	Fett g	Nährwert
Thai-Suppe Bangkok, *Buss*	34	1,4	
Thousand Islands Dressing, *Kühne*	212	16,0	FK
Thunfisch, frisch	226	15,5	EF
Thunfisch in Öl	283	20,9	EF
Thunfischsalat, *Homann*	259	21,0	EF
Thymian, 1 EL	9	0,3	
Tiefseehummer	81	1,9	E
Tilapiafilet, TK, *Costa*	82	1,7	E
Tilsiter, 16 % Fett absolut, *Du darfst*	260	16,0	EF
Tilsiter, 30 % Fett i. Tr., 20 g	54	3,4	EF
Tilsiter, 45 % Fett i. Tr., 20 g	72	5,5	EF
Tintenfisch	73	0,9	E
Tintenfischringe in Knusperpanade, TK, *Costa*, 1 Port., 125 g	309	15,0	E
Tiramisu, *Zott*, 1 Becher	235	13,6	FK
Toblerone, dunkel	500	30,0	FK
Toblerone, Milch	525	29,0	FK
Toblerone, weiß	535	29,0	FK
Toffifee, *Storck*, 1 St.	43	2,4	FK
Tofu	85	4,8	E
Tofubratlinge Dinkel, Bio, *Alnatura*	270	18,3	EF
Tofu-Bratwurst, *Vitaquell*, 1 St., 8 g	270	24,8	EF
Tokaji Aszu, 3-buttig, 5 cl	60	0	
Tokaji Aszu, 4-buttig, 5 cl	87	0	
Tokayer, 5 cl	76	0	
Tom Collins, (5 cl Gin), 0,2 l	195	0	K
Tomate	17	0,2	V
Tomate, 1 St., 50 g	8	0,1	V
Tomate, Dose	19	0,2	V
Tomate, getr., in Öl, *Alnatura*	470	46,2	F
Tomate Total, Makkaroni mit 4x Tomate, *Apetito*, 1 Port., 350 g	371	8,1	K
Tomaten, passiert, *Oro di Parma*	36	0,2	V
Tomaten, stückig, *Oro di Parma*	23	0,2	V
Tomatencremesuppe, *Buss*, 1/4 l	165	9,0	FV
Tomatencremesuppe, *Erasco*, 1/4 l	95	4,0	FV
Tomatencremesuppe, *Maggi*, 1/4 l	75	1,3	K
Tomatenketchup, 1 EL, i.D.	19	+	K
Tomatenketchup, *Kraft*	110	0,4	K
Tomatenketchup, light, *Heinz*	64	0,1	
Tomatenmark, 1 EL	10	0,1	K
Tomatenmark, 3-fach konzentriert, *Oro di Parma*	113	0,6	K
Tomatensaft	17	0	V
Tomatensauce, Kinder-, Bio, *Zwergenwiese*	116	5,8	FK
Tomatensauce Arrabbiata, Bio, *Zwergenwiese*	29	0,3	FV
Tomatensauce für Spaghetti Napoli, FP, *Knorr*	150	2,5	K
Tomatensauce Mozzarella, *Buitoni*	125	9,8	F
Tomatensauce Napoli, Bio, *Zwergenwiese*	81	4,3	F

Lebensmittel (verzehrbarer Anteil)	Kilokalorien kcal	Fett g	Nährwert
Tomatensauce Ricotta, Bio, *Alnatura*	72	2,9	F
Tomatensauce Vegetarische Bolognese, Bio, *Zwergenwiese*	75	1,1	E
Tomatensoße, gebunden, 1/4 l	149	4,8	F
Tomatensuppe mit Reis, Meisterklasse, *Maggi*, 1/4 l	89	0,4	K
Tomatensuppe Toscana, *Knorr*, 1 Port., 250 ml	125	6,0	F
Tomato al Gusto Basilikum, *Knorr*	25	0,4	K
Tomato al Gusto Kräuter, *Knorr*	35	0,8	K
Tomato al Gusto Tomaten-Bolognese, *Knorr*	65	3,0	F
Tonic Water, *Schweppes*	38	0	K
Topfen, 20 % Fett i. Tr.	109	5,1	EF
Topfen, 20 % Fett i. Tr., 1 EL, 20 g	22	1,0	EF
Topfen, 40 % Fett i. Tr.	159	11,0	EF
Topfen, 40 % Fett i. Tr., 1 EL, 20 g	32	2,3	EF
Topfen, mager	73	0,3	E
Topfen, mager, 1 EL	14,6	0,1	E
Topfinito Kartoffelsuppe mit Würstchen, *Maggi*, 1 Port., 380 g	338	19,4	FK
Topinambur	30	0,4	B
Toppas, *Kellogg's*, 1 Port. (40 g + 125 ml fettarme Milch)	205	2,7	K
Torfbeere	36	0,7	V
Tortelett, 25 g	124	5,9	FK
Tortelloni Carne, *Hilcona*, 1 Port., 250 g	461	7,5	EK
Tortelloni Formaggio, *Hilcona*, 1 Port., 250 g	514	9,5	K
Tortelloni Pomodoro e Mozzarella, *Hilcona*, 1 Port., 250 g	464	7,0	K
Tortelloni Ricotta e Spinaci, *Hilcona*, 1 Port., 250 g	455	5,5	K
Tortencreme, Erdbeer-Sahne, FP, *Dr. Oetker*	251	20,9	FK
Tortenguss fix, FP, *Dr. Oetker*, i.D.	63	0	K
Tortenpfirsiche in Schnitten, Libbys Obstkonserven, *Nestlé*	69	0,1	K
Tortilla Chips, *Chio*, i.D.	478	22,0	FK
Tortilla Española, Mini, *Steinhaus*, 1 St., 200 g	334	21,0	FK
Toskana-Bällchen, vegetarisch, Bio, *Alnatura*	228	10,8	EF
Trappistenkäse, 45 % Fett i. Tr.	342	26,8	EF
Traubenkernöl, kaltgepresst, Bio, *Vitaquell*	819	91,0	F
Traubensaft, 0,2 l	124	0	KV
Traubensaft, frisch gepresst, 0,2 l	138	0,5	KV
Traubenzucker, 1 EL	60	0	K
Traubenzucker, 1 Täfelchen, 5 g	20	0	K
Trinkbranntwein, 39 %, 2 cl, i.D.	40	0	
Trockenbeerenauslese, i.D.	98	0	
Trockeneigelb, 10 g	67	5,9	F
Trockeneiweiß, 10 g	34	0	E
Trockenhefe, 7 g	20	0,1	

Lebensmittel (verzehrbarer Anteil)	Kilo-kalorien kcal	Fett g	Nährwert
Trockenkartoffel	319	0,5	BK
Trockenobst, i.D.	312	0,7	BK
Trockenpflaume, entsteint	222	0,6	BK
Trockenpflaume, entsteint, 1 St.	18	0	BK
Trockenvollei, 10 g	59	4,2	EF
Tropenfrüchte, *Katjes*	328	0,2	K
Tropifrutti, *Haribo*, i.D.	349	0,1	K
Trüffel	27	0,5	B
Trüffelleberwurst	321	28,6	F
Trüffelpraline, 1 St.	62	4,1	FK
Truthahn	157	8,5	EF
Truthahn, s.a. Pute			
Tuc Crackers, Classic, *Griesson*, 1 St.	28	1,1	FK
Tuc Crackers, Leichte, *Griesson*, 1 St.	25	0,6	K
Tuc Crackers, Sesam, *Griesson*, 1 St.	29	1,2	FK
Twix, *Mars*, 1 St., 25 g	124	6,0	FK
Twix, miniatures, *Mars*, 1 St., 10 g	49	2,4	FK
Twix-Eisriegel, *Mars*, 1 St.	123	7,0	FK
Tzatziki-Sauce, *Kühne*	179	16,0	F
Überguss, Schokolade	562	34,5	FK
Underberg, 44 %, 2 cl	51	0	
Urkorn-Müsli, Beeren, Bio, *Verival*	356	4,6	BK
Urkorn-Müsli, Nuss, Bio, *Verival*	386	1,3	BK
Ur-Süße, Bio, *Granovita*	376	0	K
Valess Schnitzel, 1 St.	173	8,2	EF
Valess Tomate-Mozzarella, 1 St.	174	7,5	FK
Vanilleflammeri, 1 Port.	188	6,3	FK
Vanillekipferl, Bio, *Sonnentor*	435	25	FK
Vanillekipferlteig, Frischteig, gebacken, *Nestlé*	493	26,7	FK
Vanilleschote, Bourbon, *Dr. Oetker*	265	7,4	
Vanilletraum, *Ehrmann*, i.D.	107	2,1	K
Vanillezucker, Bourbon, *Dr. Oetker*, 1 TL	19	0	K
Vanillinzucker, *Dr. Oetker*, 1 TL	20	0	K
Vegane Leberwurst, *Granovita*	271	21,0	EF
Vegetabile Brotaufstriche, Bio, *Tartex*, i.D.	231	19,1	F
Vegetabile Saucen, Bio, *Tartex*, i.D.	71	2,8	F
Vegetarische Bolognese Gemüse, Bio, *Alnatura*	83	2,7	EF
Vegetarische Bratwurst, *Granovita*	289	25,0	EF
Vegetarische Brotaufstriche, Bio, *Tartex*, i.D.	212	17,0	F
Vegetarische Frankfurter, Bio, *Alnatura*, 1 St.	130	5,8	EF
Vegetarische Leberwurst, *Granovita*	227	15,0	F
Vegetarische Salami, Bio, *Heirler*	315	26,3	F
Vegetarische Streichwurst mit Preiselbeeren, *Granovita*	231	15,0	F
Vegetarische Wiener, *Granovita*	252	20,0	F
Vegetarisches Frikassee, Bio, *Tartex*, 1 Dose, 400 g	416	22,0	EF

Lebensmittel (verzehrbarer Anteil)	Kilo-kalorien kcal	Fett g	Nährwert
Vegetarisches Indisches Curry, Bio, *Tartex*, 1 Glas	198	8,3	F
Vegetarisches Schmalztöpfle, Bio, *Tartex*	824	89,0	F
Veggie-Aufschnitt Kräuter, Bio, *Alnatura*	218	13,0	EF
Veggie-Schmalz, Pflanzlich, Bio, *Vitaquell*	817	85,5	F
Veltliner, grüner, 0,25 l	154	0	
Verlorene Eier, 1 Port., 2 St.	182	13,2	EF
Viennetta Eiscreme, *Langnese*, i.D.	250	14,0	FK
Vier-Korn-Waffeln, Bio, *Alnatura*	391	3,6	K
Vitaburger, *Granovita*	238	11,6	EF
Vita-Flakes, *Schneekoppe*	370	0,9	KV
Vitagen, Pflanzenfett, Bio, *Vitaquell*	900	100	F
Vitalis 7 Korn-Müsli Beerenmischung, *Dr. Oetker*, 1 Port. (40 g + 60 ml fettarme Milch)	172	3,0	K
Vitalis Früchtemüsli, *Dr. Oetker*, 1 Port. (40 g + 60 ml fettarme Milch)	167	2,7	BK
Vitalis Knusper-Flakes, *Dr. Oetker*, 1 Port. (40 g + 60 ml fettarme Milch)	206	6,1	K
Vitalis Schokomüsli klassisch, *Dr. Oetker*, 1 Port. (40 g + 60 ml fettarme Milch)	194	5,8	K
Vitalis weniger süß Knuspermüsli pur, *Dr. Oetker*, 1 Port. (40 g + 60 ml fettarme Milch)	204	7,2	FK
Vitalis weniger süß Schokomüsli, *Dr. Oetker*, 1 Port. (40 g + 60 ml fettarme Milch)	191	5,6	K
Vitasur Apfelessig-Kur, *Kühne*	55	0,1	
Vitazell, Diät-Pflanzenmargarine, *Vitaquell*	720	80,0	F
Vogelbeere (Ebereschenfrucht)	85	0	MV
Vollkornbrot mit Sonnenblumenkernen	243	6,7	B
Vollkornbrot mit Sonnenblumenkernen, 1 Scheibe, 40 g	97	2,7	B
Vollkornbrötchen, 1 St., i.D.	128	1,0	BK
Vollkornbrötchen Sunna, glutenfrei, *Schär*	260	10,4	FK
Vollkorn-Butter-Mandel-Keks, *3 Pauly*	493	24,0	FK
Vollkorn-Dreikorn-Toast, *Lieken Urkorn*, 1 Scheibe	61	1,3	BK
Vollkorn-Hafele-Keks, *3 Pauly*	477	22,0	FK
Vollkornkeks	438	15,0	FK
Vollkorn-Knäckebrot, mit Dinkel, Bio, *Naturata*	345	2,0	BK
Vollkornnudeln, *Birkel*, i.D.	342	2,6	EK

Lebensmittel (verzehrbarer Anteil)	Kilo-kalorien kcal	Fett g	Nährwert
Vollkornreis	345	2,2	BK
Vollkornschrotbrot, Roggen-, 1 Scheibe, 50 g	103	0,5	B
Vollkorn-Sonne, *Lieken Urkorn*, 1 Scheibe	141	3,7	BK
Vollkornspätzle, Dinkel-, *Alb Gold*	356	3,8	K
Vollkornzwieback, *Brandt*	383	6,0	BK
Vollkornzwieback, *Brandt*, 1 St.	38	0,6	BK
Vollmilch, 3,5 % Fett, 1 Glas, 0,2 l	128	7,0	EF
Vollmilch-Joghurt, 3,5 % Fett	64	3,5	EF
Vollmilchpulver, 1 EL	49	2,6	EF
Vollrahm, 35 % Fett	348	36,0	F
Vollrahm, 35 % Fett, 1 EL	35	3,6	F
Vollrohrzucker, Bio, *Alnatura*	380	0	K
Vollwertkruste, BM, *Aurora*	230	2,2	BK
Vorzugsmilch, 3,8 % Fett, 0,25 l	168	9,5	EF
Wacholderschinken, *Herta*	111	3,0	E
Wacholderschinken, Puten-, *Höhenrainer*	177	11,0	EF
Wacholderschnaps, 32 %, 2 cl	40	0	
Wachsbohnen	32	0,2	BV
Wachsbrechbohnen, *Bonduelle*	23	0,3	B
Wachtel	111	2,3	E
Wackelpudding, Himbeer, *Müller*, 1 Becher	91	0	K
Wackelpudding, Waldmeister, *Müller*, 1 Becher	80	0	K
Waffeletten, Vollmilch, *Bahlsen*	532	29,0	FK
Waffeln-Teig-Mix in der Shakerflasche, FP, *Mondamin*, 1 Port., 110 g	212	2,4	FK
Waldbeere-Mehrfruchtsaft, Bio, *Voelkel*	48	0,2	V
Waldhonig	306	0	K
Waldhonig, 1 TL	31	0	K
Waller	163	11,3	EF
Walliser Roggenbrot	208	1,1	B
Walnuss	663	62,5	FV
Walnuss, 5 St., 20 g	133	12,5	FV
Walnuss, kandiert	471	21,9	FK
Walnussessig, *Hengstenberg*	21	0	
Walnuss-Käsepastete, 50 % Fett i. Tr.	326	28,5	EF
Walnussöl, 1 EL	90	10,0	FV
Walnussöl, *Vitaquell*	819	91,0	FV
Wasabi-Crispers, *Ültje*, 1 Port., 30 g	157	9,9	F
Wasser	0	0	
Wasserkastanie	64	0,3	BK
Wassermelone	37	0,2	M
Wedges, TK, Bio, *Dennree*	153	3,5	K
Wegerich, Breit-	25	0,4	BM
Weggli, 1 St., 30 g	89	2,6	K
Weichsel	53	0,5	V
Weichsel, Glas	83	0,2	K
Weichselkonfitüre, 1 TL	23	+	K
Weichselkonfitüre, kalorienarm, 1 TL	12	+	K
Weihnachtsstollen, i.D.	416	18,9	FK
Weinbeeren, getr.	299	0,8	BK

Lebensmittel (verzehrbarer Anteil)	Kilokalorien kcal	Fett g	Nährwert
Weinbergschnecke	64	0,4	E
Weinbrand, 38 %, 2 cl	50	0	
Weinbrandkirsche, 1 St.	58	1,1	K
Weinessig, 1 EL	3	0	
Weingummi, *Haribo*, i.D.	342	0,1	K
Weinkäse, Knirps, 45 % Fett i. Tr., *Bauer*	293	23,0	EF
Weinsauerkraut Mildessa, *Hengstenberg*	22	0,5	BV
Weinsauerkraut Mildessa Ananas, 3 Minuten, *Hengstenberg*	26	0,1	BV
Weinsauerkraut Mildessa Speck, 3 Minuten, *Hengstenberg*	36	1,9	BV
Weinschorle, rot oder weiß, 0,25 l	95	0	
Weintrauben	67	0,3	K
Weißbier, 0,5 l	230	0	K
Weißbrot	236	1,2	K
Weißbrot, 1 Scheibe, 30 g	71	0,4	K
Weißbrötchen, 1 St., 30 g	80	0,6	K
Weiße Bohnen, *Bonduelle*	89	0,7	BE
Weiße Rübe	25	0,2	V
Weißkraut	25	0,2	BV
Weißkrautsalat mit Speck und Zwiebeln	95	7,7	BF
Weißwein, deutsch, halbtrocken, 0,25 l, i.D.	185	0	
Weißwein, deutsch, trocken, 0,25 l, i.D.	150	0	
Weißweinessig, *Hengstenberg*	20	0	
Weißwurst, Münchner, 1 St., 60 g	162	14,3	F
Weißwurst, vegetarisch, *Vitaquell*, 1 St.	225	21,6	F
Weizen, ganzes Korn	297	1,8	BK
Weizen, gepufft, Bio, *Alnatura*	378	2,0	K
Weizenbier, 0,5 l	230	0	K
Weizenbier, alkoholfrei, 0,5 l	125	0	
Weizenbrötchen, 1 St., 30 g	82	0,6	K
Weizenbrötchen, TK, *Coppenrath & Wiese*, 1 St.	135	1,1	BK
Weizendiät, Vollkorn, *Dr. Ritter*	374	8,5	BE
Weizenflocken	313	2,0	BK
Weizenflocken, 1 EL	31	0,2	BK
Weizengrieß	326	0,8	BK
Weizenin, Weizenpuder	349	0,1	K
Weizenin, Weizenpuder, 1 EL	52	0	K
Weizenkeime	314	9,2	BV
Weizenkeime, 1 EL	31	0,9	BV
Weizenkeimöl, *Naturata*	884	100	F
Weizenkeimöl, kaltgepresst, *Vitaquell*	819	91,0	FV
Weizenkleie, *Schneekoppe*	267	5,0	B
Weizenmehl, Type 405, Bio, *Alnatura*	347	1,0	K
Weizenmehl, Type 550, Bio, *Alnatura*	349	1,1	K
Weizenmehl, Type 1050, Bio, *Alnatura*	344	1,8	BK
Weizenmischbrot, 1 Scheibe, 40 g	88	0,5	BK

Lebensmittel (verzehrbarer Anteil)	Kilo-kalorien kcal	Fett g	Nährwert
Weizenschrot	300	2,0	BK
Weizenschrotbrot	204	1,0	BK
Weizenschrotbrot, 1 Scheibe, 50 g	102	0,5	BK
Weizenspeisekleie	180	4,7	B
Weizenspeisekleie, 1 EL	18	0,5	B
Weizenstärke	347	0,1	K
Weizenstärke, 1 TL	26	0	K
Weizenvollkornbrot	204	1,0	BK
Weizenvollkornbrot, 1 Scheibe, 50 g	102	0,5	BK
Wermut, süß, 5 cl	78	0	
Wermut, trocken, 5 cl	59	0	
Werther's Original, Minis zuckerfrei, *Storck*, 1 St.	9	0,3	K
Werther's Original, Sahnebonbons, *Storck*, 1 St.	22	0,4	K
Westberg, 45 % Fett i. Tr.	352	27,6	EF
Westlight, 30 % Fett i. Tr.	271	18,5	EF
Whiskey, Bourbon, 40 %, 4 cl	98	0	
Whiskey, Malt, 43 %, 4 cl	118	0	
Whiskey, Scotch, 40 %, 4 cl	98	0	
Whisky Sour, 8 cl	176	+	
White Lady, 9 cl	170	+	
Wiener Hörnchen, Hefeteig, 1 St.	148	4,4	K
Wiener Melange, *Nestlé*, 1 Tasse	75	2,0	K
Wiener Würstchen, 1 Paar, 70 g	205	19,8	F
Wiener Würstchen, *Weight Watchers*, 1 St.	70	4,6	EF

Lebensmittel (verzehrbarer Anteil)	Kilo-kalorien kcal	Fett g	Nährwert
Wildente	227	16,0	EF
Wildgans	340	31,0	F
Wildgeflügel, i.D.	158	5,8	E
Wildlachs mit Tagliatelle, TK, *Iglo*, 1 Port., 400 g	328	5,6	EK
Wildlachs Naturfilets, TK, *Iglo*	103	2,0	E
Wildpastete, i.D.	257	17,1	EF
Wildreis	338	2,0	BM
Wildschwein	161	9,3	EF
Windbeutel, mini, TK, *Eismann*	318	25,2	FK
Winzerbrot mit Teff, glutenfrei, *3 Pauly*, 1 Scheibe, 50 g	109	2,0	K
Wirsing, Rahm-, TK, *Iglo*	57	3,2	FV
Wirsing (Wirz)	25	0,4	BV
Wirsingroulade, *Du darfst*, 1 Port., 375 g	408	10,0	EF
Wirsingtopf, *Sonnen Bassermann*	38	1,6	
Wodka, 40 %, 2 cl	43	0	
Wolfsbarsch	112	3,5	E
Wölkchen Schoko-Haselnuss, *Dr. Oetker*, 1 Becher	175	8,4	FK
Wölkchen Vanille, *Dr. Oetker*, 1 Becher	160	7,9	FK
Wölkchen Vanille-Geschmack, -30 % Kalorien, *Dr. Oetker*, 1 Becher	108	5,5	FK
Wollmispel	47	0,2	V
Wollwurst	272	25,0	F
Worcestershiresauce	88	0,3	K
Worcestershiresauce, 1 Würzdosis	2	0	K
Würfelzucker	405	0	K

Lebensmittel (verzehrbarer Anteil)	Kilo-kalorien kcal	Fett g	Nährwert
Würfelzucker, 1 St., 5 g	20	0	K
Wurst, Würstchen, s.a. einzelne Sorten			
Wurstbrät	285	27,0	F
Würstchen, Dose, i.D.	271	24,3	F
Würstchen, saftig, *Du darfst*	191	15,0	EF
Wurzelwerk, frisch	24	0,3	MV
Würzsauce Magic Asia, *Maggi*	123	0,1	K
Würzspinat, TK, *Iglo*	84	6,4	FV
Yakari Käse-Nuggets, *Alpenhain*	261	14,0	F
Yakult light, 1 Port.	27	0	K
Yakult Original, 1 Port.	43	0	K
Yamsknolle	101	0,1	B
Yamsmehl	341	1,7	BK
Yamswurzel	101	0,1	B
Yes, Cacao, *Nestlé*, 1 Riegel	163	10,6	FK
Yes, Caramel, *Nestlé*, 1 Riegel	154	9,0	FK
YoFruit, Jogurtfrucht-gummi. Trolli, 1,5 % Fett, *Frischli*, 1 Becher, i.D., 100 g	334	0,2	K
Yoghurt-Gums, *Katjes*	315	0,2	K
Yogurette, *Ferrero*, 1 St.	71	4,5	FK
Zander	83	0,7	E
Zartbittercreme, Bio, *Alnatura*	540	37,6	FK
Zauberfleks, Honig, *Kölln*	397	4,6	K
Zaziki, *Milram*	96	5,9	EF
Zazikisalat, *Nadler*	289	29,0	F
Zedernüsse, Bio, *Dennree*	596	50,7	F

Lebensmittel (verzehrbarer Anteil)	Kilo-kalorien kcal	Fett g	Nährwert
Zellernuss	649	61,0	FV
Zibärtli, 42 %, 2 cl	40	0	
Zichorienkaffee Getränk, 100 ml	3	0	
Zichorienkaffee Pulver, 100 g	321	1,6	
Ziegenfleisch, i.D.	149	7,9	EF
Ziegengouda, Bio, *Alnatura*	365	30,6	EF
Ziegenjoghurt, Bio, *Heirler*, 1 Becher	99	6,0	EF
Ziegenkäse, Schnitt-käse, 48 % Fett i. Tr., 20 g	66	5,4	EF
Ziegenkäse, Weich-käse, 45 % Fett i. Tr.	280	21,8	EF
Ziegenmilch	69	3,9	EF
Zigeunersauce, *Kühne*	91	0,3	K
Zigeunertopf, *Buss*	101	3,0	EK
Zimtplätzchenteig, gebacken, *Nestlé*	487	24,3	FK
Zitronat	292	0,4	K
Zitrone	36	0,6	V
Zitronenessig, 1 EL	4	0	
Zitronenkuchen, BM, *Dr. Oetker*, 1 St.	206	9,3	FK
Zitronensaft, 1 EL, 10 ml	3	0	V
Zitronensaft, 1 TL, 5 ml	1	0	V
Zitronen-Sahne-Rolle, TK, *Coppenrath & Wiese*	276	14,6	FK
Zitronenschale, gerieben, Finesse, *Dr. Oetker*, 10 g	27	+	K
Zitronenwolke, BM, *Dr. Oetker*, 1 St.	205	7,5	FK
Zottarella, Mozzarella, *Zott*	248	19,0	EF

Lebensmittel (verzehrbarer Anteil)	Kilokalorien kcal	Fett g	Nährwert
Zottarella, Mozzarella, leicht, *Zott*	157	8,5	EF
Zottarella Minis Classic, Mozzarella, *Zott*, 1 Becher	371	28,5	EF
Zucchini	19	0,4	MV
Zucchini, gegrillt, pikant, *Kattus*	69	5,4	F
Zucker	405	0	K
Zucker, 1 EL	61	0	K
Zucker, 1 TL	20	0	K
Zucker, s.a. einzelne Sorten			
Zuckerguss, Classic, *Dr. Oetker*	328	0	K
Zuckerl, 1 St.	20	0	K
Zuckermais	86	1,2	B
Zuckermelone	54	0,1	MV
Zuckerrübensirup, Bio, *Heirler*	304	0,3	K
Zuckerschrift, *Dr. Oetker*, i.D.	296	5,8	K
Zuckerstreusel, Bunt, *Dr. Oetker*	419	5,1	K
Zuckerwatte, 1 Port.	301	0	K
Zucrinet Süßstoff-tablette	0	0	
Zunge, geräuchert, Aufschnitt, 225 g	385	28,0	F
Zungenwurst	285	24,0	EF
Zungenrotwurst, Thüringer, *Zimbo*	261	20,0	F
Zupfkuchen, russischer, BM, *Dr. Oetker*, 1 St.	504	29,9	FK
Zwetschge, 1 St.	13	0	V
Zwetschgenmus, 1 TL	12	+	K
Zwetschgenwasser, 40 %, 2 cl	48	0	

Lebensmittel (verzehrbarer Anteil)	Kilokalorien kcal	Fett g	Nährwert
Zwieback, *Brandt*	401	6,0	K
Zwieback, *Brandt*, 1 St.	38	0,6	K
Zwieback, Dinkel, Bio, *Alnatura*	389	7,0	K
Zwieback, glutenfrei, *Glutano*, 1 St.	39	0,7	K
Zwieback, Mini, Klassik, *Brandt*, 1 St.	12	0,2	K
Zwieback, Vollkorn, *Brandt*	383	6,0	BK
Zwieback, Vollkorn, *Brandt*, 1 St.	36	0,6	BK
Zwieback, Weizen-schrot-, 1 St.	36	0,8	BK
Zwiebel	27	0,3	M
Zwiebel, getr.	198	0,9	B
Zwiebelhackbraten, *Du darfst*, 1 Port., 375 g	424	13,9	E
Zwiebelhackbraten, Leichter Genuss, *Sonnen Bassermann*, 1 Port., 400 g	308	4,4	EK
Zwiebelkuchen, Hefeteig vom Blech, 1 St.	210	10,0	FK
Zwiebelschmalz, Bio, *Alnatura*	814	87,0	F
Zwiebelschmelz, Bio, *Zwergenwiese*	831	89,0	F
Zwiebelsoße, Delikatesse-, *Maggi*, 1 Port., 100 ml	43	1,9	
Zwiebelsuppe, *Knorr*, 1 Port., 250 ml	53	1,5	
Zwiebelsuppe, französisch, *Buss*	25	0,4	
Zwiebelsuppe, Meister-klasse, *Maggi*, 1/4 l	58	1,2	
Zwiebelwurst	266	23,3	F

Essen außer Haus

In diesem Tabellenteil finden Sie Kalorien- und Fettangaben zu selbst gekochten Gerichten sowie zu fertig zubereiteten Speisen, süßen und herzhaften Snacks sowie Getränken, die Sie in Gaststätten, Bäckereien und Fast-Food-Restaurants erhalten.

WICHTIG

Wenn nicht anders angegeben, beziehen sich die Werte jeweils auf eine Portion, wie sie in üblichen Kochbüchern berechnet wird.

Mithilfe dieser Tabelle können Sie in etwa kalkulieren, wie viele Kalorien und wie viel Fett Sie essen, wenn Sie dies nicht über die einzelnen Zutaten eines Gerichtes präzise ausrechnen können. Dieser Tabellenteil dient nur als Orientierungshilfe. Jeder kocht anders, sodass hier nur Durchschnittswerte angegeben werden können. Gleiches gilt für die Portionsgröße, auch diese unterscheidet sich natürlich von Koch zu Koch.

Die Nährwertangaben von Fertiggerichten für die Zubereitung zu Hause finden Sie im vorderen Tabellenteil ab Seite 22.

BITTE BEACHTEN SIE

Auf den folgenden Seiten stehen nur Zirka-Angaben der Kalorien- und Fettwerte. In der Kantine, im Restaurant oder bei Freunden generell lieber weniger essen, wenn Sie abnehmen möchten!

Lebensmittel (verzehrbarer Anteil)	Kilo-kalorien kcal	Fett g	Nährwert
Alaska-Seelachs, gebacken, mit Kartoffelsalat und Remoulade, *Nordsee*, 1 Port., 1 Teller	300	11,5	EF
Amaretti-Quark-Creme, 1 Port.	480	30,0	FK
Amerikaner, *Kamps*, 1 St., 100 g	357	6,1	K
Antipasti, 1 Port.	650	48,0	F
Apfel-Birnen-Tarte, 1 St.	180	9,0	FK
Apfelkuchen, gedeckt, 1 St., 150 g	311	7,7	FK
Apfel-Pommes, *Burger King*, 1 Port.	29	0	
Apfelstrudel, Strudelteig, 1 St., 150 g	411	16,5	FK
Apfeltasche, heiße, *McDonald's*, 1 St.	252	14,0	FK
Arme Ritter mit Zimtzucker, 1 Port., 250 g	645	15,2	FK
Auberginen, mariniert, 1 Port., 150 g	132	7,2	B
Austernpilzcremesuppe, 1 Port., 250 ml	120	9,0	F
Austernpilze, gegrillt, 1 Port.	207	20,3	F
Backfisch, heißer, *Nordsee*, 1 Port.	467	24,8	F
Backfisch-Baguette, *Nordsee*, 1 St.	237	9,0	EK
Baguettebrötchen mit Gouda, 1 St.	333	18,4	FK
Baguettebrötchen mit Salami, 1 St.	368	15,7	FK

Lebensmittel (verzehrbarer Anteil)	Kilo-kalorien kcal	Fett g	Nährwert
Baisertörtchen mit Erdbeeren, 1 Port.	290	12,0	FK
Baked Potato, mit 2 EL saurer Sahne, 1 St., 200 g	216	9,0	K
Bami Goreng, 1 Port., 250 g	447	14,5	KVF
Bandnudeln mit Gorgonzolasauce, 1 Port., 150 g	780	45,4	FK
Barbecue-Sauce, *McDonald's*, 1 Port.	50	0,3	K
Basmatireis, Beilage, 1 Port., 150 g, weiß	530	0,9	K
Bauernfrühstück, 1 Port., 250 g	355	25,0	FK
Bauernomelette, 1 Port., 250 g	540	33,3	EF
Bauernsalat, griechischer, 1 Port., 300 g	330	29,1	F
Baumkuchen, 1 St., 80 g	360	26,0	FK
Bayerische Creme, 1 Port., 150 g	323	23,9	FK
Berglinseneintopf, *dean & david*, 1 Port.	156	5,1	K
Bienenstich, gefüllter, 1 St., 150 g	590	41,8	FK
Big Easy-Salat, mit Balsamico-Ahornsirup-Dressing, *dean & david*, 1 große Port.	448	31,6	EF
Big King, *Burger King*, 1 St.	508	30,6	EF
Big King XXL, *Burger King*, 1 St.	950	58,2	EF
Big Mac, *McDonald's*, 1 St.	510	26,0	FK

A
B

Lebensmittel (verzehrbarer Anteil)	Kilo-kalorien kcal	Fett g	Nährwert
Biskuitroulade mit Konfitüre, 1 St.	180	3.1	K
Bismarck-Baguette, *Nordsee*, 1 St.	311	12.2	EF
Blätterteig-Käse-Wähe, 1 Port.	895	67.0	FK
Blattspinat, gedünstet, 1 Port., 300 g	46	0.6	MV
Blumenkohl-Brokkoli-Salat, 1 Port., 200 g	226	14.0	BF
Bockwurst, mit Brötchen und Senf, 1 Port.	456	31.1	FK
Boeuf Stroganoff, 1 Port., 500 g	420	15.0	FK
Bohnen, grüne, mit Speck, 1 Port.	194	14.2	FV
Bohnen-Rindfleisch-Salat, 1 Port.	310	16.0	EF
Bohnen-Tomaten-Gemüse, 1 Port.	97	5.0	BF
Bollito misto con salsa verde, 1 Port.	1050	72.5	EF
Bouillonkartoffeln, 1 Port., 200 g	150	1.0	BK
Brathähnchen, 1/2 St., 250 g	425	23.7	EF
Brathähnchen, mit Pommes frites, 1/2 St.	815	42.1	KF
Brathering mit Bratkartoffeln, 1 Port.	733	40.0	FK
Bratkartoffeln mit Butterschmalz, 1 Port., 150 g	239	20.0	FK
Bratkartoffeln mit Speck, 1 Port., 200 g	274	17.4	FK
Bratwurst (Kalb), 1 St., 150 g	405	37.5	F
Bratwurst (Schwein), 1 St., 150 g, i.D.	427	48.6	F
Bremer, *Nordsee*, 1 St.	208	6.0	EK
Brokkoli, gedünstet, mit Mandelblättchen, 1 Port., 200 g	132	8,5	BV
Brötchen mit Butter, 1/2 St.	79	1,2	FK
Brötchen mit Butter und Gouda, 45 % Fett i. Tr., 1/2 St.	180	11,0	FK
Brötchen mit Butter und Honig, 1/2 St.	118	4,4	FK
Brötchen mit gekochtem Schinken, 1/2 St.	127	3,7	K
Brötchen mit Lachs-schinken, 1/2 St.	99	0,8	K
Brötchen mit magerer Leberwurst, 1/2 St.	150	6,6	FK
Brownie, Hot, *Burger King*, 1 Port.	435	27,2	FK
Bruschetta, 1 Port., 150 g	309	24,4	F
Bulette, gebraten, 1 Port., 150 g	396	33,0	EF
Bündnerfleisch, 1 Port., 75 g	152	3,8	EF
Butter, Hotelpkg., 20 g	151	16,6	F
Butterbrot, 1 Scheibe	194	11,9	FK
Buttercremetorte, Schokoladen-, 1 St., 125 g	394	22,2	FK
Butterkuchen, 1 St., 65 g	232	11,1	FK
Caesar Chicken-Salat, mit Parma-Lemon-Dressing, *dean & david*, 1 große Port.	486	31,5	EF
Café au lait, mit 2 St. Zucker, 1 Tasse	75	1,8	K
Café au lait, ohne Zucker, 1 Tasse	34	1,8	

Lebensmittel (verzehrbarer Anteil)	Kilo-kalorien kcal	Fett g	Nährwert
Calzone, 1 Port., 1/2 St.	884	41,8	FK
Camembert, gebacken, mit Preiselbeeren und Toast, 1 Port.	638	38,0	F
Cannelloni mit Fleischfüllung, 1 Port., 450 g	662	23,2	FK
Cappuccino, mit fett-armer Milch, *McCafé*, 1 Tasse, regular	50	1,6	
Carpaccio, 1 Port.	245	10,5	EF
Carpaccio mit Parmesan und Baguette, 1 Port.	450	16,0	EF
Cevapcici, 1 Port.	420	33,6	EF
Chai Latte, mit fett-armer Milch, *McCafé*, 1 Port. regular	220	3,2	K
Champignonschnitzel, 1 Port.	394	25,1	EF
Champignon-Speck-Quiche, 1 St., 150 g	329	15,8	F
Cheeseburger, *Burger King*, 1 St.	322	14,1	FK
Cheeseburger, *McDonald's*, 1 St.	304	13,0	FK
Chicken Bagel, *McCafé*, 1 St.	325	7,0	EK
Chicken McNuggets, *McDonald's*, 6 St.	268	14,0	F
Chicken Wings, *Burger King*, 6 St.	382	23,6	EF
Chickenburger, *McDonald's*, 1 St.	322	11,0	FK
Chicken-Fajita-Sandwich, *Subway*, 1 Port., 15 cm	285	3,3	EK
Chicken-Teriyaki-Salat, ohne Dressing, *Subway*, 1 Port.	134	2,5	E
Chicken-Teriyaki-Sandwich, *Subway*, 1 Port., 15 cm	319	4,3	EK
Chili Cheese Nuggets, *Burger King*, 6 St.	366	20,4	F
Chinaröllchen, 1 Port., 150 g	336	18,0	F
Chinesische Suppe, 1 Port., 250 g	288	15,8	F
Chinesisches Rindfleisch, 1 Port.	388	27,0	EF
Chocolate Chips Cookie, *Subway*, 1 St.	218	10,3	FK
Ciabattabrötchen mit Salami, 1 St.	234	10,5	FK
Ciabattabrötchen mit Thunfisch, 1 St.	212	6,9	FK
Clubsandwich	935	65,0	FK
Cordon bleu, 1 Port.	547	26,2	EF
Country Burger, *Burger King*, 1 St.	535	25,5	FK
Country McGriddles, *McDonald's*, 1 Port.	510	28,0	FK
Crêpes, 1 St.	267	14,2	FK
Crêpes Suzette, 1 St.	341	16,0	FK
Crispy Chicken, *Burger King*, 1 St.	505	30,0	F
Crostini alla napoletana, 1 Port.	378	27,9	FK
Currysuppe mit Kokos, 1 Port.	260	19,0	F
Currywurst mit Curryketchup und Brötchen, 1 Port.	624	45,8	FK
Dampfnudeln mit Vanillesoße, 1 Port.	770	20,0	K
Delight Salat, mit Balsamicodressing, *Burger King*, 1 Port.	77	2,8	F

Lebensmittel (verzehrbarer Anteil)	Kilo-kalorien kcal	Fett g	Nährwert
Döner Kebap, 1 Port.	620	37,0	FK
Donut, Schoko-, *Burger King*, 1 St.	319	18,2	FK
Double Cheeseburger, *Burger King*, 1 St.	428	22,4	FK
Double Whopper, *Burger King*, 1 St.	849	50,4	FK
Eclair mit Cremefüllung, 1 St.	295	18,7	FK
Eichblattsalat mit Käsecroûtons, 1 Port.	150	7,0	BF
Eierpfannkuchen, 1 St.	210	8,0	FK
Eiersalat mit Kapernsauce, 1 Port.	281	19,1	F
Eierspätzle, 1 Port., 200 g	308	5,8	K
Eierstich, 1 Port.	107	7,0	F
Eisbergsalat mit Essig und Öl, 1 Port.	187	20,2	FV
Eiskaffee, 200 ml	235	20,0	FK
Elsässer Flammkuchen, 1 Port., 200 g	362	8,3	K
Entenbrustfilet mit Sauce, 1 Port., 250 g	602	47,3	EF
Entrecôtes, 1 Port., 250 g	355	15,0	F
Erbsengemüse, 1 Port., 150 g	176	5,8	BF
Erbsensuppe, gelbe, 1 Port.	171	14,5	BF
Erbsensuppe mit Nudeln, 1 Port.	360	18,0	F
Erdbeerkuchen (Mürbeteig), 1 St.	210	10,0	FK
Erdbeerkuchen (Rührteig), 1 St.	240	13,0	FK
Erdbeer-Sahne-Schnitte, 1 St.	264	20,0	FK
Erdbeertörtchen mit Sahnetupfen, 1 St.	376	22,1	FK

Lebensmittel (verzehrbarer Anteil)	Kilo-kalorien kcal	Fett g	Nährwert
Feldsalat mit Vinaigrette und Speck, 1 Port.	226	23,2	F
Fenchel, mit Gorgonzola gratiniert, 1 Port.	420	37,9	F
Fenchel-Apfel-Salat, 1 Port.	120	3,0	BV
Fenchelgemüse, 1 Port.	100	3,0	MV
Filet-o-Fish, *McDonald's*, 1 Port.	333	13,0	FK
Filetsteak mit Kräuterbutter, 1 Port.	432	33,9	EF
Fischauflauf, 1 Port.	740	43,0	EF
Fischfilet, Kabeljau, paniert, gebraten, 1 Port.	421	17,7	F
Fischfilet, Seelachs, paniert, gebraten, 1 Port.	430	18,1	EF
Fischsuppe, 1 Port.	201	9,0	F
Fish & Chips, *Nordsee*, 1 Port. ohne Soße	676	21,9	F
Flädlesuppe, 1 Port., 250 g	773	8,5	F
Fleischbrühe, 1 Port.	30	2,0	F
Fleischkäse, warm, 1 Port., 250 g	375	20,8	F
Fleischpflanzerl, 1 Port., 150 g	360	24,0	EF
Forelle blau, 1 Port., 350 g	343	10,1	E
Forellen in Weißwein, 1 Port.	373	21,4	EF
Forellencremesuppe, 1 Port.	220	13,0	EF
Frankfurter Kranz, 1 St.	423	27,4	FK

Lebensmittel (verzehrbarer Anteil)	Kilo-kalorien kcal	Fett g	Nährwert
Frankfurter Würstchen, 2 St., 100 g	269	24,4	F
Frappé Schoko, mit iced fettarmer Milch, *McCafé*, 1 Port. regular	381	18,0	FK
French Toast, 1 Port.	253	7,0	K
Frikadelle, gebraten, 1 Port., 120 g	346	24,9	EF
Frittata ai funghi, 1 Port.	386	33,4	F
Frittatensuppe, 1 Port.	117	7,2	F
Früchtestrudel, 1 St.	120	6,0	FK
Fruchtsalat mit Zabaione, 1 Port.	160	6,0	KF
Frühlingsrolle, 150 g	312	19,0	FK
Fusilli mit Spinat und Sahnesauce, 1 Port.	810	45,0	F
Gans mit Rotkohl und Klößen, 1 Port.	1390	85,0	FK
Garden Salad, mit French Herbs-Dressing, *dean & david*, 1 große Port.	245	16,1	FV
Garnelen in Senfsahne, 1 Port.	387	20,9	EF
Garnelen-Box, ohne Sauce, *Nordsee*, 1 normale Port.	572	27,1	FE
Gazpacho, 1 Port.	85	6,4	BV
Geflügellebercreme, 1 Port.	337	29,1	F
Geflügelsalat mit Kiwis, 1 Port.	330	10,0	E
Gefüllte Weinblätter, 5 St.	262	14,8	FK
Gemüse, mariniert, 1 Port.	211	15,6	F
Gemüseeintopf mit Hackfleisch, 1 Port.	528	33,4	BF
Gemüsepizza, 1 Port.	810	41,0	FK
Gemüsesalat mit Crème fraîche, 1 Port.	230	19,0	FV
Gemüsesuppe, 1 Port., 300 ml	168	8,8	FM
Gerstenkaffee, 1 Tasse	4	0	
Gewürzkuchen, 1 St.	310	15,2	FK
Gnocchi, überbacken, 1 Port.	472	25,5	FK
Green Thai Tofu Curry, mit Reis, *dean & david*, 1 Port.	544	26,2	EF
Griechischer Bauernsalat, 1 Port.	440	38,7	FM
Grilled Veggie-Salat, mit Balsamico-Ahornsirup-Dressing, *dean & david*, 1 große Port.	494	41,1	BF
Grillhähnchen, 1/2 St., 250 g	570	35,0	EF
Grissini, 1 St.	35	1,0	K
Grünkernfrikadelle, 1 St.	105	4,8	BF
Grünkohl, gedünstet, 1 Port.	87	6,2	BF
Guglhupf, 1 St.	360	22,0	FK
Gulasch, Rind-, ungarisch, 1 Port.	412	15,2	EF
Gulaschsuppe, 1 Port., 450 g	293	16,5	EF
Gurkensalat, mit Dill-Sahne-Dressing, 1 Port.	93	› 8,7	FV
Gyros mit Pommes und Zaziki, 1 Port.	789	50,0	FK
Hackbraten mit Sahnesauce, 1 Port.	706	53,7	EF
Hackfleischsoße mit Makkaroni, 1 Port.	488	17,0	FK
Hackklößchensuppe, 1 Port.	365	12,0	F

Lebensmittel (verzehrbarer Anteil)	Kilo-kalorien kcal	Fett g	Nährwert
Hähnchen, gegrillt, 1/2 St., 325 g	741	45,5	EF
Hähnchenbrust in Senfpanade, 1 Port.	670	29,0	EF
Hamburger, *Burger King*, 1 St.	259	9,4	FK
Hamburger, *McDonald's*, 1 St.	254	8,8	FK
Hamburger Royal TS, *McDonald's*, 1 St.	518	28,0	F
Ham-Sandwich, *Subway*, 1 Port., 15 cm	297	5,1	K
Hasenrückenfilets, 1 St., 250 g	383	8,8	FE
Hefezopf, 1 Scheibe, 65 g	165	3,8	FK
Heidelbeer-Pie, 1 St.	400	20,0	FK
Heilbutt, gegrillt, 1 Port., 300 g	330	5,5	E
Heringssalat, mit Kartoffeln, roten Beten und Äpfeln, 1 Port.	514	36,1	F
Himbeercreme, 1 Port.	400	23,0	FK
Himbeeren auf Biskuit, 1 St.	160	7,0	FK
Himbeer-Sahnetorte, 1 St.	300	14,0	FK
Hirschgulasch mit Pilzen, 1 Port.	600	34,0	EF
Hirschsteak, mariniert, 1 Port.	105	1,0	E
Hirsenudeln mit Sahne-Gemüse-Sauce, 1 Port.	535	19,0	FK
Hirtensalat, 1 Port. 160 g	180	14,0	F
Hot Dog, 1 Port. 150 g	348	14,8	F
Hühnerfrikassee, 1 Port., 250 g	248	11,5	F

Lebensmittel (verzehrbarer Anteil)	Kilo-kalorien kcal	Fett g	Nährwert
Hühner-Reis-Salat, 1 Port.	550	27,0	EF
Hummerkrabben, 1 Port.	210	10,0	EF
Indischer Salat mit Reis und Hühnerfleisch, 1 Port.	260	8,0	E
Irish Coffee, 200 ml	314	21,8	FK
Italian Bagel, *McCafé*, 1 St., 210 g	405	18,9	FK
Italian-BMT-Sandwich, *Subway*, 1 Port., 15 cm	410	16,0	FK
Jägerschnitzel, 1 Port., 250 g	513	22,5	F
Kabeljau, paniert, 1 Port.	421	17,7	EF
Kaffee mit 1 EL Kondensmilch, 1 Tasse	15	0,6	
Kaffee mit 1 EL Kondensmilch und 2 St. Zucker, 1 Tasse	35	0,6	K
Kaiserschmarrn, 1 Port., 320 g	694	30,6	FK
Kalbfleisch in Weißwein, 1 Port.	365	24,7	EF
Kalbsgeschnetzeltes, 1 Port., 250 g	327	20,0	F
Kalbshaxe, geschmort, 1 Port., 150 g	472	18,0	EF
Kalbsleber mit Äpfeln und Zwiebeln, 1 Port., 150 g	314	11,9	EF
Kalbsrollbraten, gefüllt, 1 Port.	552	56,3	F
Kalbsschnitzel, natur, gebraten, 1 St., 150 g	136	1,9	E
Kalbsschnitzel, paniert, gebraten, 1 St., 125 g	383	27,8	EF

Lebensmittel (verzehrbarer Anteil)	Kilo-kalorien kcal	Fett g	Nährwert
Karotten, glasiert, 1 Port.	156	4,4	FV
Karotten-Kokos-Ingwer-Suppe, *dean & david*, 1 Port.	228	17,7	FV
Karpfen, blau, 1 Port., 300 g	336	15,2	EF
Karpfen, gebacken, 1 Port.	378	18,4	EF
Kartoffelbrei, hausgemacht, 1 Port., 200 g	212	6,0	FK
Kartoffelgratin mit Käse, 1 Port., 200 g	481	30,2	FK
Kartoffelkroketten, hausgemacht, 1 Port., 200 g	530	36,0	F
Kartoffeln, gebacken, mit saurer Sahne, 1 Port.	353	19,6	KM
Kartoffelsalat mit Brühe, 1 Port., 250 g	270	14,0	FK
Kartoffelsalat mit Mayonnaise, 1 Port.	520	27,5	FK
Kartoffelsuppe mit Wurst, 1 Port., 200 g	360	19,0	FK
Käsebrot, (1 Scheibe Roggenmischbrot mit 10 g Butter und 1 Scheibe Gouda)	321	13,0	FK
Käsekuchen, 1 St.	324	17,4	FK
Käse-Makkaroni-Auflauf, 1 Port., 200 g	568	26,0	FK
Käsenudeln, 1 Port.	314	17,0	FK
Käsesahnetorte, 1 St.	277	12,4	K
Käsespätzle, 1 Port., 300 g	609	28,8	FK
Kasseler Rippenspeer mit Sauerkraut, 1 Port.	560	24,0	F
King Pommes, *Burger King*	306	14.6	FK
King Sundae mit Schokosauce, *Burger King*, 1 Port.	223	6.7	K
Kirschmichel, 1 Port., 200 g	422	21.2	K
Knoblauchbrot, geröstet, 1 Port.	353	18.1	FK
Königsberger Klopse mit Soße, 1 Port.	706	53.3	F
Königskuchen, 1 St.	274	12.0	FK
Kopenhagener Schnecken, 1 St.	304	12.8	FK
Kopfsalat, mit Essig-Öl-Marinade, 1 Port.	149	15.2	FV
Krabbensalat, 1 Port., 125 g	286	22.3	EF
Kraftbrühe mit Markklößchen, 1 Port.	150	9.0	EF
Krautsalat mit Speckmarinade, 1 Port., 200 g	172	9.6	FV
Krautwickel, 1 Port., 200 g	240	20.8	F
Lachs in Tomatencreme, 1 Port., 125 g	250	17.5	EF
Lachsforelle im Salzmantel, 1 Port.	260	12.0	E
Lahmacun (türkische Pizza), 1 St., 400 g	508	24.0	EK
Lammhack mit Joghurt, 1 Port.	500	32.0	EF
Lammkeule, 1 Port., 300 g	640	48.0	EF
Lammkoteletts, mariniert, 1 Port.	696	64.0	EF
Lasagne mit Hackfleisch und Pilzen, 1 Port., 400 g	568	24.4	FK
Leberkäse, warm, 1 Port., 200 g	588	54.8	F

G H I J K L

Lebensmittel (verzehrbarer Anteil)	Kilo-kalorien kcal	Fett g	Nährwert
Leberknödelsuppe, 1 Port., 200 g	170	10,0	FK
Lebkuchenherz, 1 St.	276	3,6	FK
Leipziger Allerlei, 1 Port., 300 g	200	10,9	BV
Linseneintopf mit Speck, 1 Port.	308	7,8	F
Linsensalat, 1 Port., 100 g	246	11,1	BF
Linzer Torte, 1 St., 100 g	423	18,0	FK
Maccheroni alla bolognese, 1 Port.	488	17,0	FK
Marillenknödel mit Semmelbrösel, 1 Port., 170 g	518	12,8	K
Marmorkuchen, 1 St., 70 g	274	15,2	FK
Mascarponecreme, 1 Port., 125 g	403	35,1	F
Matjes-Baguette, *Nordsee*, 1 St., 185 g	323	13,1	EK
Matjessalat, 1 Port., 200 g	512	48,0	EF
McCroissant, *McDonald's*, 1 St.	280	14,0	FK
McFlurry Smarties, *McDonald's*, 1 Port.	352	12,0	FK
McMuffin, Bacon & Egg, *McDonald's*, 1 St.	310	14,0	FK
McRib, *McDonald's*, 1 St.	470	22,0	FK
McToast Ham, *McDonald's*, 1 Port.	205	7,0	FK
Meeresfrüchtesalat, 1 Port., 100 g	362	19,4	EF
Melone mit Schinken, 1 Port., 100 g	110	3,0	EV
Milchkakao, 0,2 l	750	10,0	K
Milchreis mit Beeren, 1 Port., 400 g	575	10,0	K
Milchshake, *Burger King*, 1 mittlere Port., i.D.	330	5,9	K
Minestrone, 1 Port., 250 g	130	5,8	BM
Mini Pancakes, mit Sirup, *Burger King*, 6 St.	269	10,2	FK
Mohn-Quarkkuchen, 1 St., 130 g	450	25,0	FK
Möhrengemüse, glasiertes, 1 Port., 100 g	77	4,4	KV
Mokka-Mandeltorte, 1 St., 100 g	404	26,0	FK
Moussaka, 1 Port., 350 g	438	31,2	F
Mousse au chocolat, 1 Port., 75 g	243	15,3	FK
Mozzarella mit Tomaten, 1 Port., 200 g	379	34,9	EF
Muffin, Apfel-Karamell, *Burger King*, 1 St.	358	21,7	FK
Muffin, Blaubeer-, *McCafé*, 1 St.	529	23,0	FK
Nasi Goreng, 1 Port., 430 g	473	25,0	F
Nockerl mit Gorgonzola, 1 Port., 330 g	1500	72,0	FK
Nudelauflauf mit Fleischsauce, 1 Port., 250 g	632	26,6	FK
Nudeln, Beilage, 1 Port., 150 g	176	2,3	K
Nudeln mit Gorgonzolasauce, 1 Port., 150 g	601	19,9	FK
Nudelsalat mit Gemüse und Mayonnaise, 1 Port.	598	40,6	FK

Lebensmittel (verzehrbarer Anteil)	Kilo-kalorien kcal	Fett g	Nährwert
Nudelsalat mit Vinaigrette, 1 Port.	253	8,1	K
Nussecken, 1 St.	223	14,5	FK
Nusshörnchen, 1 St.	370	21,6	FK
Nusstorte mit Zitronencreme, 1 St.	332	21,0	FK
Oatmeal and Raisins Cookie, *Subway*, 1 St.	196	8,1	FK
Obstkuchen (Biskuitteig), 1 St.	349	5,0	FK
Obstkuchen (Hefeteig), 1 St.	220	4,4	FK
Obstkuchen (Mürbeteig), 1 St.	450	18,0	FK
Obstkuchen (Rührteig), 1 St.	300	13,7	FK
Obstsahnetorte, 1 St.	360	16,0	FK
Obstsalat, 1 Port., 150 g	80	0,5	V
Ofenkartoffel mit Kräuterquark, 1 Port., 150 g	134	4,2	BK
Omelett mit Kräutern und Pilzen, 1 Port., 200 g	276	21,8	F
Omelette von einem Ei	166	10,9	F
Onion Rings, *Burger King*, 6 St.	278	13,3	FK
Ossobuco, 1 Port., 150 g	544	30,0	EF
Paella, 1 Port., 300 g	901	29,7	FK
Palatschinken, gefüllt, 1 St., 150 g	597	22,0	FK
Panna cotta mit Karamellsauce, 1 Port.	448	38,3	FK
Paprikaschnitzel, 1 Port., 250 g	360	20,0	FK
Paprikaschote, gefüllt, in Tomatensauce, 1 Port.	442	25,1	BF

Lebensmittel (verzehrbarer Anteil)	Kilo-kalorien kcal	Fett g	Nährwert
Pekingente, 1 Port., 200 g	790	57,0	FK
Penne all' arrabbiata, 1 Port.	510	10,5	K
Pfannkuchen, 1 Port.	291	18,0	FK
Pflaumenkuchen, 1 St.	190	6,0	K
Pilzrahmsuppe, 1 Port., 200 g	160	13,0	F
Pilzsalat, 1 Port., 150 g	153	13,8	BF
Pizza Margherita, 1 Port., 350 g	696	27,3	FK
Pizza Napoli, 1 Port., 350 g	675	22,8	FK
Plunderhörnchen, gefüllt, 1 St.	379	23,4	FK
Pommes frites, *Burger King*, 1 kleine Port.	306	14,6	FK
Prinzregententorte, 1 St., 150 g	579	38,9	FK
Puddingbrezel, *Kamps*, 1 St.	552	26,2	FK
Putenbrust mit Soße, 1 Port., 250 g	380	13,0	EF
Putengeschnetzeltes mit Curry und Banane, 1 Port.	319	12,8	EF
Putenschnitzel, gebraten, 1 Port., 200 g	500	20,0	EF
Quark-Kirschkuchen, 1 St.	306	18,0	FK
Quarknockerl mit Kompott, 1 Port.	270	5,0	K
Quiche Lorraine, 1 St.	321	26,1	FK
Ratatouille, 1 Port., 100 g	131	9,0	FV
Räucherlachs-Wrap, *Nordsee*, 1 St., 176 g	312	16,6	FK
Ravioli mit Salbeibutter, 1 Port.	637	42,0	FK

Lebensmittel (verzehrbarer Anteil)	Kilo-kalorien kcal	Fett g	Nährwert
Red Thai Beef Curry, mit Reis, *dean & david*, 1 Port.	590	27,3	FK
Rehrücken (Kuchen), 1 St., 100 g	415	21,0	FK
Reibekuchen, 1 Port., 4 St.	280	2,4	FK
Reissalat mit Erbsen und Schinken, 1 Port.	428	14,3	EK
Rhabarberkuchen (Mürbeteig), 1 St.	290	12,0	FK
Riesengarnelen mit Currysauce, 1 Port., 150 g	186	12,9	EF
Rinderfilet in Kräuterkruste, 1 Port.	255	20,0	EF
Rindergulasch, ungarisch, 1 Port., 150 g	116	1,5	EF
Rinderroulade in Sauce, 1 Port., 250 g	386	16,8	EF
Rinderschmorbraten mit Rotweinsauce, 1 Port.	216	13,2	EF
Rindfleischcurry, 1 Port.	434	30,6	EF
Rindfleischsuppe mit Croûtons, 1 Port.	70	2,0	
Risotto Mailänder Art, 1 Port.	315	9,3	FK
Roastbeef mit Kräutersauce, 1 Port., 150–200 g	380	27,0	EF
Roma-Sandwich, *dean & david*, 1 Port.	390	14,9	EF
Rosinenschnecke, *Kamps*, 1 St.	655	22,7	FK
Rostbratwurst mit Senf und Brötchen, 1 Port.	609	45,0	FK
Rotbarschfilet mit Zitronensoße, 1 Port.	433	31,0	EF
Rote Grütze mit Vanillesauce, 1 Port., 160 g	166	1,8	FK
Rote-Bete-Salat mit Essig, 1 Port.	30	0	B
Rüeblitorte, 1 St.	278	21,0	FK
Rumpsteak mit Zwiebeln, 1 Port., Steak 200 g	427	5,3	EF
Sachertorte, 1 St.	285	15,4	FK
Salat niçoise, 1 Port., 250 g	137	7,5	FM
Salzkartoffeln, 1 Port., 200 g	143	0,2	MV
Sardinen, mariniert, 1 Port.	402	25,6	EF
Schaschlik, 1 Spieß mit Soße, 100 g	320	12,0	F
Schellfisch in Senfsauce, 1 Port.	480	22,0	EF
Schillerlocke, Gebäck, gefüllt, 1 St.	260	20,0	FK
Schinkenbrot, 1 St.	318	8,5	F
Schmarren mit Kirschkompott, 1 Port., 100 g	450	14,0	K
Schnecken mit Butter, 1 Port.	159	14,8	F
Schokoladentorte, 1 St., 130 g	480	33,0	FK
Schupfnudeln, 1 Port.	296	2,6	FK
Schwarzwälder Kirschtorte, 1 St., 135 g	451	20,3	FK
Schweinebraten mit Kruste, 1 Port., 150 g	480	22,3	EF
Schweinefilet in Zwiebel-Sahne-Sauce, 1 Port.	500	34,1	EF

Lebensmittel (verzehrbarer Anteil)	Kilokalorien kcal	Fett g	Nährwert
Schweinegulasch, 1 Port.	420	13,6	F
Schweinekotelett, natur, gebraten, 1 Port., 150 g	365	22,6	EF
Schweinekotelett, paniert, gebraten, 1 Port., 150 g	408	20,3	EF
Schweinelende in Sauce, 1 Port., 150 g	279	18,9	EF
Schweineschnitzel, natur, gebraten, 1 Port., 150 g	261	9,0	EF
Schweineschnitzel, paniert, gebraten, 1 Port., 150 g	378	18,2	EF
Schweinshaxe, bayerisch, 1 Port., 150 g	227	9,8	EF
Seelachs-Ei-Baguette, *Nordsee*, 1 St., 145 g	330	15,1	EF
Seelachssuppe, 1 Port.	290	8,0	E
Seezungenfilet in Weißweinsauce, 1 Port.	630	14,0	EF
Selleriesalat mit Nusssauce, 1 Port., 360 g	260	15,0	BF
Semmelknödel mit Pilzragout, 1 Port.	395	19,5	FK
Shrimpscocktail, 1 Port., 200 g	325	26,6	EF
Snack Salat Classic, mit Hausdressing, *McDonald's*, 1 Port.	71	4,7	BF
Snack Salat Classic, mit Balsamicodressing, *McDonald's*, 1 Port.	41	0,9	MV
Spaghetti alla carbonara, 1 Port., 250 g	658	44,9	FK
Spaghetti Bolognese, 1 Port., 300 g	420	10,5	FK
Spaghetti mit Tomatensoße, 1 Port., 250 g	360	17,0	K
Spare Ribs, 1 Port., 200 g	1050	38,4	EF
Spargelquiche, 1 St.	810	51,0	FK
Spätzle mit Gemüse, 1 Port.	450	16,0	FK
Spinat-Quark-Torte, 1 St.	540	21,0	FK
Spitzbuben, 1 St., 20 g	87	4,4	FK
Spritzkuchen, 1 St., 80 g	216	6,8	FK
Steinbutt, gegrillt, 1 Port., 250 g	240	5,0	EF
Streuseltaler, *Kamps*, 1 St., 260 g	967	37,7	FK
Surhaxe mit Sauerkraut, 1 Port.	1500	120	F
Sushi, Maki-Roll, i.D.	188	4,0	E
Sushi, Nigiri, i.D.	284	11,0	EF
Sushi-Box California, *Nordsee*, 6 St.	313	6,5	K
Tagliatelle mit Scampi und Sahnesauce, 1 Port.	873	40,0	FK
Tee mit 1 EL Milch, 1 Tasse	10	0,6	M
Tee mit 1 TL Zitronensaft, 1 Tasse	1	0	M
Tee mit 1 TL Zucker, 1 Tasse	20	0	K
Teigwaren, Beilage, gegart, 1 Port.	258	0,9	K
Teigwaren (Nudeln), Hauptgericht	362	1,2	K

Lebensmittel (verzehrbarer Anteil)	Kilokalorien kcal	Fett g	Nährwert
Thunfisch, geschmort, 1 Port.	750	51,9	EF
Thunfischsalat mit weißen Bohnen, 1 Port.	242	12,6	EF
Tintenfischringe, frittiert, 1 Port.	418	23,5	EF
Tintenfischsalat, 1 Port.	110	1,0	E
Tiramisu, 1 Port.	561	36,9	FK
Toast Hawaii	257	14,8	F
Tomatensalat mit Balsamicodressing, 1 Port.	79	6,3	FV
Tomatensuppe mit Knoblauchcroûtons, 1 Port.	309	20,0	FV
Topfenstrudel, 1 Port.	540	17,0	FK
Tortellini mit Butter und Parmesan, 1 Port.	547	29,2	FK
Trinkschokolade, 0,2 l	390	1,8	K
Tsatsiki, 1 Port., 100 g	724	14,8	F
Tuna-Sandwich, *Subway*, 1 Port., 15 cm	395	15,3	FK
Turkey Mini-Sub, *Subway*, 1 St.	123	1,6	EK
Vanillecreme, 1 Port.	214	4,5	FK
Vanillekipferl, 2 St.	64	4,1	FK
Veggie-Delite-Sandwich, *Subway*, 1 Port., 15 cm	230	2,5	K
Vinaigrette, 1 Port.	139	15,0	F
Vollkorn-Piadine, Chicken-Paprika, *dean & david*, 1 Port.	234	8,9	EK
Vollkornpizza, 1 St., ca. 350 g	240	15,0	BF
Waffeln, belgische, 1 St., 100 g	450	32,0	F
Waldorfsalat, 1 Port.	339	31,2	FV
Walnusstorte, 1 St.	480	33,0	FK
Weincreme, 1 Port., 150 g	300	16,0	FK
Weißkrautsalat mit Speckmarinade, 1 Port.	423	7,9	BF
Weißwürste mit süßem Senf, 2 St.	587	49,4	F
Whopper, *Burger King*, 1 St.	633	34,5	FK
Wiener Schnitzel, 1 Port., 150 g (ohne Soße)	300	9,6	EF
Wikinger, *Nordsee*, 1 Port., 200 g	468	19,0	EK
Wildragout mit Sahnesauce, 1 Port.	670	31,0	EF
Wildschweinrücken, geschmort, 1 Port.	450	15,0	EF
Windbeutel, 1 St.	213	14,0	FK
Wirsing in Sahnesauce, 1 Port.	143	10,6	BF
Wuppi, Schoko, *Kamps*, 1 St.	364	9,6	K
Wurstsalat, Schweizer, 1 Port.	919	81,1	EF
Yellow Thai Tofu Curry, mit Reis, *dean & david*, 1 Port.	521	23,3	FK
Zabaione, 1 Port.	316	14,6	FK
Zitronenkuchen, 1 St.	340	17,0	FK
Zürcher Geschnetzeltes, 1 Port., 1 Glas, 180 g	380	26,6	EF
Zwiebelkuchen, 1 St.	218	13,8	FK
Zwiebelsuppe, französische, 1 Port.	210	12,0	FK

Zum Nachschlagen

Bücher, die weiterhelfen

Berg, Prof. Dr. A./Stensitzky, A./König, Prof. Dr. D.: Cholesterin senken, Gräfe und Unzer Verlag

Biesalski, H.-K./Grimm, P.: Taschenatlas Ernährung, Thieme Verlag

Elmadfa, Prof. Dr. I./Aign, W./Muskat, Prof. Dr. E./Fritzsche, D.: Die große GU Nährwert-Kalorien-Tabelle, Gräfe und Unzer Verlag

Elmadfa, Prof. Dr. I./Meyer, Dr. A. L.: Kalorien im Griff, Gräfe und Unzer Verlag

Elmadfa, Prof. Dr. I./Aign, W./Fritzsche, D.: Nährwerte, Gräfe und Unzer Verlag

Fritzsche, D.: Diabetes, Gräfe und Unzer Verlag

Fritzsche, D.: Nahrungsmittel-Intoleranzen, Gräfe und Unzer Verlag

Froböse, I.: Das Turbo-Stoffwechsel-Prinzip, Gräfe und Unzer Verlag

Funfack, Dr. med. W.: Metabolic Balance. Das Stoffwechselprogramm, Südwest Verlag

Grillparzer, M.: Die neue Glyx Diät, Gräfe und Unzer Verlag

Grillparzer, M.: Fatburner. So einfach schmilzt das Fett weg, Gräfe und Unzer Verlag

Heizmann, P.: Ich bin dann mal schlank: Die Erfolgs-Methode, Draksal Verlag

Heizmann, P.: Ich bin dann mal schlank: Das Erfolgsprogramm, Gräfe und Unzer Verlag

Heseker, B./Heseker, H.: Nährstoffe in Lebensmitteln, Umschau Zeitschriftenverlag

Lützner, Dr. med. H./Million, H.: Richtig essen nach dem Fasten, Gräfe und Unzer Verlag

Pape, Dr. med. D./Cavelius, A./Ilies, A.: Schlank im Schlaf für Frauen, Gräfe und Unzer Verlag

Pölt, A.: Die richtige Ernährung bei Bluthochdruck, Übergewicht, Diabetes, Gicht, Cholesterin, Gräfe und Unzer Verlag

Sandjon, C.-F.: Abnehmen mit Smoothies, Gräfe und Unzer Verlag

Sautter, N.: Wellcook: Essen Sie sich satt, schlank und gesund, Zabert Sandmann Verlag

Schottdorf-Timm, Dr. C./Maier, Prof. Dr. V.: Laborwerte, Gräfe und Unzer Verlag

Schusdziarra, Prof. Dr. V./Hausmann, M.: Satt essen und abnehmen, mmi Verlag

Strunz, U.: Die neue Diät: Fit und schlank durch Metabolic Power, Heyne Verlag

Teubner Food: Die ganz Welt der Lebensmittel, Gräfe und Unzer Verlag

Impressum

Aktualisierte Neuausgabe

Bearbeitung: Katrin Klever, Johanna Dries, Sarah Schocke
Projektleitung: Lea Steinhäuser
Gestaltung: independent Medien-Design GmbH,
Horst Moser, München
Fotos: Eising Foodphotography, Martina Görlach: Cover, U4
Herstellung: Markus Plötz
Satz: Reemers Publishing Services, Krefeld
Druck und Bindung: Dimograf. Polen

ISBN 978-3-8338-5555-9

1. Auflage 2016

www.facebook.com/gu.verlag

WICHTIGER HINWEIS

Die Empfehlungen und Nährwertangaben des vorliegenden Kompasses sind von Autoren und Verlag sorgfältig recherchiert und geprüft. Alle Leserinnen und Leser sind jedoch aufgefordert, selbst zu entscheiden, ob und inwieweit sie die Anregungen aus diesem Buch umsetzen wollen.

GRÄFE UND UNZER

Ein Unternehmen der
GANSKE VERLAGSGRUPPE